Veröffentlichungen aus der
Forschungsstelle für Theoretische Pathologie

(Professor Dr. med. Dr. phil. Dr. h. c. H. Schipperges)

der Heidelberger Akademie der Wissenschaften

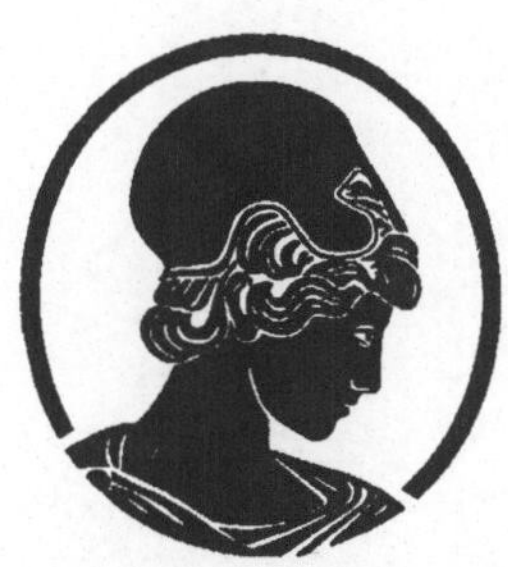

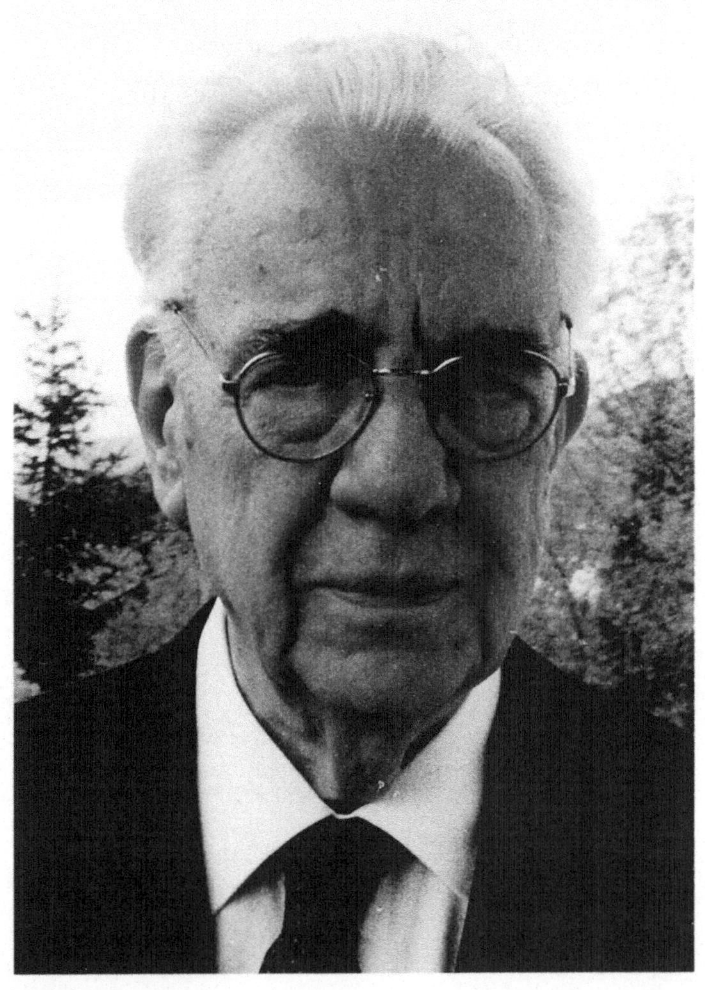

Wilhelm Doerr

V. Becker H. Schipperges (Hrsg.)

# Krankheitsbegriff Krankheitsforschung Krankheitswesen

Wissenschaftliche Festsitzung
der Heidelberger Akademie der Wissenschaften
zum 80. Geburtstag von Wilhelm Doerr

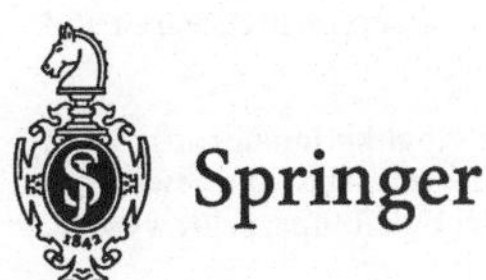

em. Prof. Dr. Volker Becker
Pathologisch-Anatomisches Institut
der Universität Erlangen-Nürnberg
Krankenhausstr. 8–10
91071 Erlangen

em. Prof. Dr. Dr. Dr. h. c. Heinrich Schipperges
Institut für Geschichte der Medizin
der Universität Heidelberg
Im Neuenheimer Feld 368
69120 Heidelberg

ISBN-13: 978-3-642-79700-2 e-ISBN-13: 978-3-642-79699-9
DOI: 10.1007/978-3-642-79699-9

Die Deutsche Bibliothek – CIP-Einheitsaufnahme

**Krankheitsbegriff, Krankheitsforschung, Krankheitswesen :**
wissenschaftliche Festsitzung der Heidelberger Akademie der Wissenschaften zum 80. Geburtstag von Wilhelm Doerr
/ V. Becker ; H. Schipperges (Hrsg.). – Berlin ; Heidelberg ; NewYork ; London ; Paris ; Tokyo ; Hong Kong ; Barcelona ; Budapest : Springer, 1995
(Veröffentlichungen aus der Forschungsstelle für Theoretische Pathologie der Heidelberger Akademie der Wissenschaften)
ISBN 3-540-59164-8
NE: Becker, Volker [Hrsg.]; Heidelberger Akademie der Wissenschaften;
Doerr, Wilhelm: Festschrift


Softcover reprint of the hardcover 1st edition 1995



Spin: 10500028 20/3143-5 4 3 2 1 0 - Printed on acid-free paper

## Geleitwort

Achtzig Lebensjahre - und darin ein ungemein ausgereiftes Lebenswerk - waren Anlaß genug, eine Akademie der Wissenschaften aufzurufen zu einer Feierstunde, zu einer Ehrung und auch dem Versuch einer Würdigung.

Die von Wilhelm Doerr gegründete - und viele Jahre souverän geführte - Kommission für Theoretische Pathologie hat es sich nicht nehmen lassen, einige wichtige Aspekte aus Doerrs Interessenkreis herauszugreifen und zu einer perspektivischen Thematik zu bündeln.

Vor genau zwanzig Jahren, im Frühjahr 1975, hatte Wilhelm Doerr jene programmatischen Leitlinien seiner „Theoretischen Pathologie" entworfen, auf die wir in diesem Gratulationsband immer wieder zurückkommen werden. Es ist auch kein Zufall, daß in diesen Beiträgen - spontan und ohne sonderliche Abstimmung - auch jene Zwischenbereiche zwischen „gesund" und „krank" zum Ausdruck kamen, welche die alten Ärzte „neutralitas" nannten und die auch heute wieder - im Zeitalter der chronisch Kranken - eine dramatische Aktualität gewinnen.

Fachgenossen, Historiker und Juristen, Philosophen wie Kliniker trugen auf einer „Wissenschaftlichen Festsitzung" am 15. Oktober 1994 in den Räumen der Akademie bei zu einem so tiefgreifenden wie unerschöpflichen Themenkreis, wie er sich bildet bei den Grundfragen um „Krankheitsbegiff, Krankheitsforschung, Krankheitswesen", die zugleich Grundlagen der Theoretischen Pathologie sind. Die Notwendigkeit der Beschäftigung mit der Theoretischen Pathologie in aller Anerkenntnis und Benutzung moderner Methoden und Gedankenzusammenhänge erschloß sich erneut den Teilnehmern gerade durch die Vielzahl der Aspekte der einzelnen Redner.

Wir freuen uns, die Beiträge des festlichen Symposiums nun auch in schriftlicher Fassung vorlegen zu können:

Wilhelm Doerr zu Ehren
und in dankbarer Verbundenheit.

Heidelberg, am 1. Januar 1995 — Die Herausgeber

# Inhaltsverzeichnis

# Verzeichnis der Autoren

Becker, Volker, Prof. (em.) Dr. med.
Pathologisch-Anatomisches Institut
Krankenhausstr. 8–10, 91054 Erlangen

Doerr, Wilhelm, Prof. (em.) Dr. med. Drs. h.c.
Pathologisches Institut
Im Neuenheimer Feld 220/21, 69120 Heidelberg

Gross, Rudolf, Prof. (em.) Dr. med. Dr. h.c.
Auf dem Römerberg 40, 50968 Köln

Laufs, Adolf, Prof. Dr. iur. Dr. h.c.
Institut für Geschichtliche Rechtswissenschaft
Friedrich-Ebert-Platz 2, 69117 Heidelberg

Otto, Herwart F., Prof. Dr. med.
Pathologisches Institut
Im Neuenheimer Feld 220/21, 69120 Heidelberg

Schaefer, Hans, Prof. (em.) Dr. med. Dr. h.c.
Physiologisches Institut
Im Neuenheimer Feld 326, 69120 Heidelberg

Schipperges, Heinrich, Prof. (em.) Dr. med. Dr. phil. Dr. h.c.
Institut für Geschichte der Medizin
Im Neuenheimer Feld 368, 69120 Heidelberg

Schriefers, Herbert, Prof. (em.) Dr. med. Dr. h.c.
Am Ruhrstein 61, 45133 Essen

Wieland, Wolfgang, Prof. Dr. phil.
Philosophisches Seminar
Schulgasse 6, 69117 Heidelberg

# Der heutige Krankheitsbegriff

V. Becker

Die Kommission „Theoretische Pathologie" bemüht sich, das Wesen der Krankheit näher zu umschreiben in historischen, epidemiologischen, statistischen, wenn Sie wollen: philosophischen Bezügen. Wir wollen die „Anthropologie des Krankhaften" näher beleuchten und, wenn möglich, definieren. Die heutige Sitzung soll sich wenigstens in einigen Ansätzen beschäftigen mit dem Krankheitsbegriff.

Der Krankheitsbegriff hat schon vor 20 Jahren am Beginn der Arbeit der Kommission „Theoretische Pathologie" Pate gestanden: der Krankheitsbegriff in der Zeit, in dem Blickpunkt auf das, was Krankheitsempfinden und was Krankheit ist. Heute wollen wir dem Anreger und Begründer der Kommission und der Forschungsstelle Theoretische Pathologie der Heidelberger Akademie der Wissenschaften, Wilhelm Doerr, anläßlich seines 80. Geburtstages unsere Reverenz erweisen. Wir wünschen weiterhin ungebrochene Aktivität und vor allem: Viel Gesundheit!

Mit diesem Wunsch nach „viel Gesundheit" sind wir mitten im Thema:
Es ist in den letzten Jahren üblich geworden, „viel Gesundheit" zu wünschen. Früher wünschte man „gute Gesundheit", „bessere Gesundheit", „stabile Gesundheit" - heute „viel Gesundheit" - wieso dieser Wechsel im Wünschen? Kann es denn „viel Gesundheit" geben? Es ergibt sich diese Ausdrucksweise offensichtlich aus dem heutigen Gesundheitsbegriff und damit dem heutigen Krankheitsbegriff.

Jede Zeit hat ihren Krankheitsbegriff (Berghoff 1947) - das werden wir sehen, das zeigen uns die Historiker -, aber welche Krankheitsvorstellung ist die unsre, welche haben wir heute? Jeder von uns weiß, wenn er krank ist. Da ist etwas Besonderes mit der eigenen Körperlichkeit, über die in Ätiologie, Pathogenese und Prognose nachzudenken nötig ist.

Jeder weiß auch, wenn ihm vorübergehend nicht wohl ist, ohne darum gleich über den Krankheitsbegriff ernstlich nachzudenken. Das liegt daran, daß man sich eigentlich in der Mittelzone zwischen gesund und krank bewegt. Heinrich Schipperges (1993) hat darauf hingewiesen, daß Galen diese Mittelzone als eine Region der Neutralitas bezeichnete. Gruber (1941) spricht von „Gesundheitsbreite", von „Anpassungsstrecke" oder „Anpassungsraum", Carl Friedrich v. Weizsäcker (1982) von dem „Toleranzbereich der Gesundheit". Hans Schaefer (1980) hat dies alles in die Sprache unserer Zeit umgesetzt und spricht - so der Titel eines seiner Bücher - vom „gesunden kranken Menschen". Auch die Rechtsprechung erkennt „Regelwidrigkeiten" als „normal" an: Altersschwäche, Menstruation, Schwangerschaft, Schönheitsfehler, Unfruchtbarkeit, Trunksucht u.v.a.m. Dieses unermeßliche Übergangsfeld ist naturgemäß aus den verschiedensten Gründen der persönlichen Auffassung, der eigenen Anamnese, des Alters, der Vergleiche mit früheren Krankheiten etc. mehr oder weniger breit, mehr oder weniger ausgedehnt.

Ganz anders die offizielle, für unsere Zeit offensichtlich als gültig erachtete Krankheitsauffassung. Wieso offiziell? Genügt es nicht, wenn die Sensibilität einer Zeit in dem richtigen Empfinden weiß, was krank eigentlich sei? Warum muß man offiziell krank sein, warum müssen sich Regierung, Verwaltung und Sozietät mit der Krankheitsauffassung auseinandersetzen, mit der früher sich nur der Einzelne - und mildtätige Organisationen - beschäftigt haben? In der Zeit der Sozialversicherung, der vielfältigen „Krankschreibungen", der Krankenrente, der Berufskrankheitenliste muß „Krankheit" offiziell, d. h. vielleicht sogar klagefähig festgelegt werden. Wir werden über den juristischen Krankheitsbegriff hören, von der Notwendigkeit, den Krankheitsbegriff justitiabel zu machen.

Wir spüren dabei den Unterschied zwischen
- den Krankheitsvorstellungen der Alten,
- dem eigenen Krankheitsgefühl
- und dem justitiablen Krankheitsbegriff.

Also: Was ist der offizielle Krankheitsbegriff unserer Zeit?

Wie Sie wissen, hat sich die Weltgesundheitsorganisation - WHO - darüber Gedanken gemacht. Mir scheint, daß sie an dem Krankheitsbegriff gescheitert ist und einen Ausweg gesucht hat - und das war denn: Krankheit - das ist fehlende Gesundheit. Damit ist es nötig, „Gesundheit" zu definieren. Man sieht geradezu die sich auftürmenden Schwierigkeiten für die WHO-Väter - die ja aus aller Herren Länder stammen, aus den verschiedensten Kulturkreisen, mit den mannigfaltigsten geistesgeschichtlichen Hintergründen: Und da kommt die Definition zustande: „Gesundheit ist der Zustand völligen körperlichen, seelischen und sozialen Wohlbefindens - und nicht allein Freiheit von Krankheit und Gebrechen."

Gesundheit wird von der WHO also als somatisches, psychisches und soziales Wohlbefinden definiert. Der Einfluß des sozialen Wohlbefindens erinnert - in einer eigenartig zeitlichen Hybride - ans Mittelalter, in dem Krankheit Entfernung von Gott, dementsprechend Therapie Abwendung von Sünde, Hinwendung zu Gottes Gnade und gleichzeitig Erneuerung der körperlichen und seelischen Integrität bedeutete. Merken Sie den anderen Aspekt, den uns die WHO aufoktroyiert?

Krankheit als Mangel,
- nicht an Gottesnähe,
- nicht an gottseligem Leben,
- nicht an Harmonie,
- nicht an Angepaßtheit an die Umwelt,
- nicht an biologischer Überstrapazierung,

sondern nur „Defekt", d.h. also „werkstattbedürftig".

Das Dilemma beginnt schon bei dem Vorsatz: Krankheit ist mangelnde Gesundheit. Das wußten die Gründerväter und haben deshalb einen Nachsatz zu ihrer Wohlbefindens-Definition ausdrücklich angefügt: „Und nicht nur Fehlen von Krankheit und Gebrechen". Der Generalirrtum ist der Kurzschluß des Gegensatzpaares Gesundheit - Krankheit, - wie im Kreuzworträtsel, wenn nach dem Gegensatz von „gesund" gefragt wird. Hans Schaefer (1976) macht darauf aufmerksam, daß es eben keine Diskriminanzanalyse für die Entscheidung zwischen „gesund" und „krank" gibt (die früher unnötig gewesen war, erst erforderlich wurde durch das Krankenversicherungsgesetz). Gesundheit und Krankheit gehören zusammen - aber nicht als Gegensätzliches, wohl als alternative Erscheinungsweisen des Lebens (E. Müller 1969). Physiker wissen, daß kalt und heiß keine Gegensätze, nur unterschiedliche Qualitäten der Thermik sind. Theologen wissen das gleiche von „gut" und „böse" - Ärzte wissen sehr gut, daß gesund und krank nicht Gegensätze bezeichnen, sondern Qualitätsunterschiede eines organischen (geistesgesteuerten und psychisch gelenkten) Systems. Mit Recht weist H. Habs (1963) - um ein anderes Mitglied der Akademie zu zitieren - auf das Gegensatzpaar „gesund" und „ungesund" hin, das dem Problem eine ganz andere Richtung gibt. Er weist auf das Dilemma hin, das damit „gesund", „ungesund" und „krank" umgibt. Der Komplex des menschlichen Seins enthält Gesundheit wie Krankheit als polare Komplementärfaktoren, von denen jeweils der eine gelegentlich überwiegt, vom anderen aufgehoben, adaptiert, - vielleicht auf einer anderen Regelebene - reguliert werden kann.

Unsere ganze Therapie beruht auf einer Änderung der Regulation.

Das kann man pathophysiologisch belegen z. B. bei der Adaptation einer Leistung bei einem kranken, betriebsuntauglichen oder -gestörten Organ. Denken Sie an die Aortenklappenstenose, die trotz hohen Grades im Leben oft nicht entdeckt wird, weil die Hypertrophie der linken Herzkammerwandung den Fehler ausgleicht. Wenn ein erhöhter Blutdruck eine Krankheit ist, ist die medikamentöse Regulation dieses Wertes auf einen niederen Wert nicht Gesundheit - vielleicht eine weniger starke Gefährdung - aber vielleicht auch Mangel an Erfordernis, die nun anders ausgeglichen werden muß. Die Beseitigung eines Dickdarmkarzinoms führt zur Beseitigung der Gefahr einer ausgedehnten Tumorkrankheit, nicht zur Wiederherstellung des ursprünglichen Zustandes - nicht zur „Reparatur" - wohl aber zu einer adaptierten, befriedigenden Funktion - im biologischen Sinne: zur Gesundheit. Schwierig wird auch die Beurteilung von Typhusbazillenträgern, die „gesund" sind und doch von gewissen Tätigkeiten ausgeschlossen werden müssen, der Farbenblindheit, der angeborenen Einnierigkeit u.v.a.m.

Die polare komplementäre Bestimmung von Gesundheit und Krankheit enthält die Relativität der Gesundheit bis zur Grenze der Krankheit und umgekehrt die Relativität des Krankseins. Es gibt keine empfundene Gesundheit ohne Erfahrung der Krankheit, keine Krankheit ohne Gesundheitsempfinden. Es ist die Besonderheit der Gesundheit, daß sie „unempfunden" ist - das „Schweigen der

Organe". Seit wir wissen, – und das ist seit Rudolf Virchow (1873) etwa – daß Krankheit gestörte Physiologie, entgleiste Norm, also nichts ganz anderes, nichts Gegensätzliches, sondern etwas in dem Organismus entstandenes, eigenes, biologisch Zugehöriges darstellt, seitdem ist es nicht mehr möglich, einen Gegensatz zu konstruieren. Es ist ja gerade der große Schritt der medizinischen Naturwissenschaft gewesen, die „Krankheit" aus dem Stande der Sünde herausgenommen, des ontologischen Eigenlebens entkleidet und in die orthische Biologie des Menschen eingefügt zu haben.

Manche sagen: Die WHO-Definition der Gesundheit ist die Definition von „Glück" und „Glückseligkeit" (Deich 1957). Und an dieser Definition von Glück mit dem Gegensatz „Unglück" läßt sich die Mangelsituation bei der Definition „Gesundheit" klar machen. „Glück" ist etwas sehr Persönliches nicht nur in der naturhistorischen Situation, sondern auch in der Zielrichtung, im Zustand, in der Eigenheit etc. Ebenso persönlich in der Zielrichtung ist „Gesundheit" – sicher kein allgemeingültiges Maß.

Nun ja, wir wissen alle: Gesundheit ist ein wesentlicher Teil des Glückes – aber das kann doch wohl nicht die Achse des Gesundheitsbegriffes sein. Um einen solchen Geburtstagsglückwunsch hätte sich die WHO sicher nicht so große Mühe machen müssen. Der Begriff der Gesundheit, wie ihn die WHO vorschlägt, setzt die Kenntnis der Norm voraus – nicht der Norm der Körpertemperatur, des Blutdruckes, der Salzsäureproduktion im Magen, des Amylasegehaltes in Blut und Harn – nein, die Norm des Wohlbefindens in körperlicher, psychischer und sozialer Hinsicht. Daß diese Voraussetzung, nämlich die Kenntnis der Norm, unmöglich ist bei dem größten Mehrfaktorenproblem, dem menschlichen Individuum, ist unbestritten.

Es ist zweifelsfrei, daß der Krankheitsbegriff und der Gesundheitsbegriff keine Angelegenheit der Naturwissenschaft allein ist. Er ist so ungenau, weil er sich nicht ausschließlich naturwissenschaftlich fassen läßt. Aber auch mit Philosophie allein, mit der Geisteswissenschaft allein – ob sie Sophophilie, Psychologie, Soziologie heißt – ist „Gesundheit" nicht zu fassen. Lassen Sie mich dies auch als Begründung dafür angeben, daß die Kommission „Theoretische Pathologie" mit naturwissenschaftlichen und geisteswissenschaftlichen Teilnehmern sich seit 20 Jahren mit diesem Problem beschäftigt. Die WHO-Definition ist nicht falsch, weil sie den Anspruch auf Reparatur, Machbarkeit und Glück suggeriert, sondern weil dieses „Gegensatzpaar" nicht der Realität entspricht, also nicht als Gegensatz aufgefaßt werden kann.

Man könnte mit Achselzucken über den WHO-Gesundheitsbegriff hinweggehen, weil ersichtlich ist, daß er geistesgeschichtlich unsauber und weder für die Naturwissenschaft noch für das Arzttum, noch für eine Medizinische Anthropologie von Wert sein kann. Aber die Folgen waren ganz anders als es den Gründervätern vorschwebte. Die Väter des WHO-Begriffes waren sicher guten Willens, aber die Folgen waren offensichtlich nicht für sie abzusehen. Er provoziert den Anspruch auf – somatisch, psychisch, sozial – Gesundheit, gleichgültig, was der Mensch selbst zum Erhalt seiner Gesundheit tut. Wenn Krankheit fehlende Gesundheit ist, dann wurde damit ein Anspruchsdenken nach Wiederherstellung, nach Reparatur, vielleicht nach TÜV - schließlich nach dem Recht auf Gesundheit, wenn auch nicht unbedingt juristisch, jedoch faktisch provoziert. Das Recht auf Gesundheit geht über eine Reihe von Hürden, die durch das Recht auf Krankheit - im Sinne der Sozialversicherung - aufgestellt sind. So erfreulich Gesundheit ist, so ist doch Gesundheit nicht ohne Krankheit wie auch Krankheit nicht ohne Gesundheit zu denken. Das ist es, was wir unseren chronisch Kranken klar machen müssen, - was sie häufig durch ihre Art zu leben uns klar machen.

Dieses Bestreben trifft auf eine andere Richtung, die die Medizin unserer Zeit auszeichnet: Wir leben im Jahrhundert der Therapie. So kam der Wiederherstellungsforderung die Vielfalt der therapeutischen Möglichkeiten entgegen, ohne daß die nötige Kritik auch nur bedacht wurde. Von dem sozialen Anspruch auf Gesundheit ist es nur ein kleiner Schritt zu dem Anspruch, ja Fetischismus auf Urlaub, Reisen, Unterhaltung - der in nuce in den WHO-Begriff aufgenommen wurde. Es geht noch weiter: Ausdruck der Denkweise dieser WHO-Definition - und mittelbare Folge davon - ist auch der heute so überstrapazierte stupide Begriff der Selbstverwirklichung, ja das Recht auf Selbstverwirklichung. Auch die sog. Selbstverwirklichung ist zwar ein schönes, unerreichbares Ziel, ist aber angesichts der Aufgaben in der Gesellschaft - wie bei der Gesundheit - der unwahrscheinlichere Zustand.

Zu den Folgerungen, die sich aus dem Gesundheitsbegriff ergeben, gehört auch die Einschätzung des Alterns mit seinen Gebresten und Einschränkungen. Sie entsprechen der Gesundheitsdefinition nicht mehr, gehören aber sicher nicht zu den eigentlichen Krankheiten. Ein alter Mensch kann durchaus „gesund" sein, weil er mobil ist, seine Zähne zwar durch Prothesen ersetzt hat, bebrillt gut sehen kann, wo nötig ein Hörgerät benutzt - vergeßlich wird, häufig Erzähltes wiederholt - und dennoch kein kranker Mann, kein Patient, sondern vielleicht ein liebenswerter Ahnherr seiner Familie ist.

Unser Jubilar hat sich mehrfach zu dem Problem Senectus morbus ipsa geäußert (W. Doerr 1958, 1975, 1979, 1981, 1983). Hier spüren wir die breiter werdende klaffende Distanz zwischen den „polaren Gegenspielern" Gesundheit und Krankheit, die sich verbreiternde Zone der neutralitas. Das Altern ist nicht Krankheit an sich. Aber es bildet ein Sammelbecken von Narben, Degenerationserscheinungen, Änderung der Immunstrategie, Elastizitätsverlust, Verminderung von peripherer Durchblutung - und eine Summe von kleinen Betriebsstörungen („Wehwehchen"). Das Altern ist keine Krankheit schlechthin, aber es spiegelt doch eine Fülle von Beeinträchtigungen des gesunden Lebensablaufes.

Wir erwähnen den Vorgang des Alterns

- nicht nur, weil das Altern die Problematik der Grenzzone zwischen Gesundheit und Krankheit fernab aller Definitionen erkennen läßt,
- nicht nur weil unser Jubilar durch seine eingehende Beschäftigung das Thema Altern uns nahe gebracht hat,

sondern weil wir seinen Geburtstag begehen, der die Fülle der Jahre aufzeigt, bei dem wir aber beim besten Willen nicht die Diagnose eines Kranken oder Nicht-Gesunden stellen können.

Wenn wir also nicht meinen, daß Altern Krankheit ist, daß Altern auch nicht in die Vorstellung der WHO paßt, dann muß man doch fragen, ob im Alter Gesundheit - im Sinne der WHO - möglich ist? Romano Guardini (1993) fragt dementsprechend, ob der Mensch überhaupt einer vollen Gesundheit fähig sei, weil hinter der üblichen Aussage über Gesundheit die Voraussetzung stehe, daß der Mensch ein „normales System" sei.

Von Gesundheit kann nur in Form eines Idealbegriffes gesprochen werden, der über das reale Leben mit Anpassung, Kompensation, Altern, Narben, Pathie sich hinausentwickelt, aber eben nicht allgemeingültig definiert werden kann. Gesundheit ist ein Postulat, keine naturwissenschaftliche Erfahrungstatsache. Krankheit ist die Realität, ja die wahrscheinlichere Form, Gesundheit aber zum mindesten in biophysikalischer Hinsicht der unwahrscheinlichere Zustand (W. Doerr 1981, 1983).

Indem wir zu dem Thema dieser festlichen Sitzung zurückkehren, können wir aus der verfehlten Vorstellung der WHO schließen, daß ihre Definition nicht die Repräsentanz unseres Denkens darstellen kann, daß sie nicht der Sensibilität der Zeit entspricht. Wir wollen diesen mißbrauchten, bürokratischen Begriff, das „spießbürgerliche Idol" (Schipperges 1980), als Lebenslüge entlarven und ihn als erledigt betrachten. Wenn wir aber diesen offiziellsten Krankheitsbegriff - wie ihn Hans Schaefer genannt hat - nicht annehmen, bleibt die uns immer noch sehr bewegende Frage: Welchen Krankheitsbegriff haben wir heute?

Nun, wir stehen am Anfang unserer Festsitzung um den Krankheitsbegriff - vielleicht wissen wir nach diesem Vormittag eine Antwort auf diese Frage. So will ich schließen und den Jubilar grüßen mit einem Wort von Thomas Carlyle, das dieser zu Goethe sagte: „Die herzliche Gesundheit seines Ausdrucks" möge ihm lange erhalten bleiben.

## Literatur

Berghoff E (1947) Entwicklungsgeschichte des Krankheitsbegriffes. Wiener Beitr zur Geschichte der Medizin. Wilhelm Maudrich, Wien

Deich F (1957) Was ist Gesundheit? Analyse eines Begriffes, den man nicht kennt, über den man aber täglich spricht. Ärztliche Mitteilg (Deutsches Ärzteblatt) 42:493-500

Doerr W (1958) Über natürliches und krankhaftes Altern. Schlesw-Holstein Ärzteblatt Heft 2

Doerr W (1975) Das Altern in anthropologischer Sicht. Verhandl Dtsch Ges Path 59: 260-271

Doerr W (1979) Alterung als Schicksal - ist Altern eine Krankheit? Festschr zum Festcolloquium 17. Nov. 1979 Patholog. Institut Freie Universität Berlin

Doerr W (1981) Ist Altern eine Krankheit? In: Schipperges H (Hrsg.) Neue Beiträge zur Theoretischen Pathologie. Springer Verlag, Berlin Heidelberg New York

Doerr W (1983) Altern - Schicksal oder Krankheit? Der Kassenarzt, S 29-39

Gruber GB (1941) Was ist Krankheit? Wien klin Wschr, S 23–28
Guardini R (1993) Ethik. Vorlesungen an der Universität München. Matthias Grünewald Verlag, Mainz
Habs H (1963) Über den Begriff „gesund" im Arbeitsbereich der Hygiene. Archiv Hygiene Bakteriologie 147:243–251
Müller E (1969) Gesundheit und Krankheit. In: Altmann H-W et al. (Hrsg.) Handbuch Allg. Pathologie, 1. Band, Prolegomena. Springer Verlag, Berlin Heidelberg New York
Schaefer H (1976) Der Krankheitsbegriff. In: Blohmke M, Ferber C v, Kisker KP, Schaefer H(Hrsg.) Handbuch der Sozialmedizin III:15–31. Verlag F. Enke, Stuttgart
Schaefer H (1980) Der gesunde kranke Mensch. Gesundheit ein Wert – Krankheit ein Unwert? Schriftenreihe der Kathol Akademie in Bayern Bd 97. Patmos Verlag, Düsseldorf
Schipperges H (1980) Zum Verständnis von Gesundsein in der Geschichte der Medizin. In: Schaefer H (Hrsg.) Der gesunde kranke Mensch. Schriftenreihe der Kathol Akademie in Bayern Bd 97. Patmos Verlag, Düsseldorf
Schipperges H (1993) Historische Analyse der Krankheitsforschung. In: Becker V, Doerr W, Schipperges H: Krankheitsbegriff und Krankheitsforschung im Lichte der Präsidialansprachen der Deutschen Gesellschaft für Pathologie (1897–1992). Gustav Fischer Verlag, Stuttgart
Virchow R (1873) Antrittsrede in der Preußischen Akademie der Wissenschaften
Weizsäcker C Fr v (1982) Modelle des Gesunden und Kranken, Guten und Bösen, Wahren und Falschen. In: Weizsäcker C Fr v: Die Einheit der Natur. C. Hanser Verlag, München
WHO: The First Ten Years of the World Health Organization. World Health Organization, Geneva 1958

# Krankheit in historischer Dimension

H. Schipperges

Lassen Sie mich zu meiner Einstimmung in ein solch denkwürdiges Symposium ausgehen dürfen von einer sehr persönlichen Erinnerung. Beim Durchforsten meiner alten Tagebücher - einem beliebten Sport für Emeriti - fand ich kürzlich unter dem 2. November 1959 folgende Notiz: „Ich werde dem Herrn Dekan dereinst einmal diesen Beginn meiner akademischen Laufbahn schildern müssen, zu der er mir heute geraten hat mit dem Wort: ‚Mit Gott!'. Er bestätigt ausdrücklich, daß er das genau so meine und daß dies keine Redensart sei bei einem Manne, der es von Berufs wegen mit metaphysischen Dingen zu tun habe. Er hat mein Vertrauen, und ich gehe mit ihm. Und darin gleicht ihm ja auch der Historiker, daß einer es mit dieser ganz besonderen Problematik, dem Rätsel an sich, zu tun hat: mit dem Sinn der abgelebten Vergangenheit."

So wörtlich meine Notiz! Der Herr Dekan aber, der mich damals, vor genau 35 Jahren in Kiel, auf meine akademische Laufbahn geleitet hat, war - Sie werden es erraten haben - niemand anders als Wilhelm Doerr! Damals, in Kiel, tauchte denn auch schon in Ansätzen die zaghafte Frage auf: Was ist das denn eigentlich, eine Theoretische Pathologie?

Die Frage wurde drängender und deutlicher in Heidelberg, wo wir uns wenige Jahre danach bereits wieder fanden und zusammenrauften. Die Frage nach der Legitimität einer solchen Theoretischen Pathologie sollte bald schon durchgefochten werden; sie konnte mit Argumenten versehen, aber sie mußte auch eigens verteidigt werden. Ich denke nur an die bewegte Auseinandersetzung - hier in diesen heiligen Hallen - mit unserem hochverehrten Altmeister Franz Büchner, der unverdrossen deklarierte, wir hätten da doch diese klassische, eine Allgemeine Pathologie, und darin sei doch nun wirklich alles das schon enthalten, was eben nicht in die Spezielle Pathologie gehöre, also „allgemein" sei, also „theoretisch", verpflichtet einem „bios theoretikos".

Nun glaubten wir damals, unsere eigene Position verteidigen zu müssen, konnten denn auch im Jahre 1978 bereits eine Kommission mit eigener Forschungsstelle begründen, die immerhin 25 stattliche Bände der „Blauen Reihe" auf den Markt geworfen hat. Und so sollten wir uns auch heute - in dieser festlichen Sitzung: Wilhelm Doerr zu Ehren - noch einmal die alte Frage stellen dürfen: „Was ist Theoretische Pathologie?"

## 1. Pathologie ist „logos" von „pathos"

Als Historiker der Medizin möchte ich davon ausgehen, daß Pathologie zu allen Zeiten als „logos" von „pathos" verstanden wurde und von daher gesehen nicht nur von der Medizin, sondern auch von der Philosophie eigens bedacht war.

In den älteren Heilkulturen beziehen sich Gesundheit und Krankheit auf Natur wie Kultur; sie stellen deskriptive und normative Begriffe dar. Ich darf erinnern an das kosmologisch orientierte Schema der Elemente und Säfte und Qualitäten, in und seit der Antike, an das eschatologisch ausgerichtete Konzept von Konstitution, Destitution und Restitution im christlichen Mittelalter, an die Kriterien einer Güterabwägung etwa im Lorscher Kodex (um 800), wo die Rede ist von verderblicher Gesundheit (perniciosa sanitas), aber auch einer heilsamen Krankheit (salubris infirmitas).

Erinnern sollte ich auch an die romantischen Konzepte der Aufklärung, wo chronische Krankheiten deklariert wurden als „Lehrjahre der Lebenskunst", schließlich noch an Karl Jaspers, der in der Überwindung von Kranksein eine Chance sah zur „Selbstverwandlung des Menschen durch die Grenzsituation". In all diesen wieder neu zu entdeckenden Konzepten stehen physische und psychische, soziale wie auch geistige Bezüge in einem engen Konnex. Was im einzelnen dann aufzuweisen und näher zu begründen sicherlich auch Sache einer Theoretischen Pathologie wäre.

Charakteristische Markierungen und Scheitelpunkte in der abendländischen Überlieferung würden bei einer solchen theoretischen Betrachtung deutlicher ins Bewußtsein rücken. Ich denke etwa an die Krankheitslehre der griechischen und lateinischen Kirchenväter, insbesondere an Augustinus, für den das Übel (malum) schlechthin Korruption der Natur bedeutet, was dann am Beispiel der Medizin verdeutlicht wird. „Die Korruption der Gesundheit ist die Krankheit", die interpretiert wird als „Erschütterung des natürlichen Zustandes" und die damit – ganz im Sinne der klassischen Heilkunde – als „res contra naturam", als gegen die Natur gerichtet erscheint. Kranksein gilt hier exemplarisch als „modus deficiens"; Krankheiten unterliegen „schwindenden Ursachen", sind lediglich „causae deficientes" (Civ. Dei XII, 6).

Am meisten hätte uns denn auch an den Krankheiten, und zumal den chronischen, die Chronizität als solche zu interessieren und damit das Phänomen Zeit, genauer: die Zeit-Gestalt der Krankheiten. Wenn sich aber die Zeitgestalt des Daseins entfaltet im Horizont der Geschichte, wären wir gut beraten, diese historische Perspektive nun auch möglichst systematisch in eine Theoretische Pathologie einzubringen. Das ist bisher nur in Ansätzen geschehen und kann auch hier nur in Aspekten angedeutet werden.

Lassen Sie mich an dieser Stelle aber auch wiederholen dürfen, was der Jubilar – anläßlich seines 70. Geburtstages vor genau zehn Jahren hier in diesen Räumen – wie folgt formuliert hat: „Pathologen sind endogene Optimisten, anders können sie ihren Beruf nicht ausüben." Krankheiten aber seien nun einmal in einer Welt evolutiver Entwicklung der wahrscheinlichere Fall. „Wer dies nicht sieht, wer sich nicht innerlich auf alle Konsequenzen einstellt, lebt in einer Welt, die unwirklich ist."

## 2. Konturen einer wissenschaftlichen Pathologie

Nach diesem eher historischen Überblick über die ältere, eine sicherlich nur theoretische, eine spekulative Pathologie können wir nun in aller Kürze auch die Konturen der neuzeitlichen, einer wissenschaftlichen Pathologie umreißen. Lassen Sie mich dafür - wenn auch nur in Umrissen - das Konzept unseres Altmeisters Rudolf Virchow in Erinnerung rufen!

Die wissenschaftliche Heilkunde habe - so Virchow - drei Wege zu gehen: 1. die Untersuchung des Kranken „mit allen Hilfsmitteln der Physik und Chemie" in der Klinik; 2. den Weg des Experimentes am Tierversuch und 3. das Studium des Leichnams „mit dem Skalpell, dem Mikroskop und dem Reagens". Dabei dürfe man allerdings - fährt Virchow besorgt fort - die alten jahrtausendelangen Erfahrungen nicht über Bord werfen; sie müßten vielmehr „nur nach den neugefundenen zeitgemäß gemodelt" werden. Die Geschichte der Medizin war ihm denn auch „ein integrierender Bestandteil der Kulturgeschichte überhaupt", und sie könne „nur im Zusammenhange mit der allgemeinen Geschichte der Menschheit verstanden werden".

Und so blieb es denn auch auf dem großen Internationalen Medizinischen Kongreß im Rom (1894) Rudolf Virchow vorbehalten, den historisch so bedeutungsvollen „anatomischen Gedanken in der Medizin" eigens zu feiern und damit auch seinen Begründer, Giovanni Battista Morgagni, zu rühmen, der in seinem Hauptwerk (1761) den Weg der Krankheitserkenntnis vom „Wesen" auf den „Sitz" der Erkrankung gewiesen habe. Fortan vermöge - so Virchow - „kein Arzt ordnungsgemäß über einen krankhaften Vorgang zu denken", wenn er ihm keinen Ort im Körper anweise. Über Morgagni hinaus aber sei nun die Forschung fortgeschritten „von den Organen zu den Geweben, von den Geweben zu den Zellen". Wir müßten nun einmal, meint Virchow, „auf das Einfache, Ursprüngliche zurück, wenn wir die Entwicklung übersehen wollen". Und dieses Einfache sei und bleibe die Zelle!

Dabei gehe es keineswegs darum, die alte Humoralpathologie „gänzlich zu unterdrücken", sondern beides, Humoral- und Solidarpathologie, „in einer empirisch zu begründenden Zellularpathologie" zu vereinigen. Eine solche aber werde, wie Virchow zuversichtlich hoffte, „die Pathologie der Zukunft" sein. Der anatomische Gedanke werde „sicherlich der Gedanke der Zukunft sein, und diese Zukunft (so sagt er) wird den Beginn ihrer Zeitrechnung in die Tage Morgagnis setzen".

Das neue Krankheitskonzept - für Virchow die „Pathologie der Zukunft" - hatte er bereits im ersten Band seines Handbuchs (1864) klar und deutlich formuliert. Sein Zweck sei, „die Errungenschaften aller wissenschaftlichen Schulen" zusammenzutragen, um sie der wissenschaftlichen Welt zur Darstellung zu bringen. Dabei wollte er keineswegs von Grund auf neu anfangen. Für mich - so schrieb er – „beginnt die Medizin nicht erst heute, und ich halte es für unmöglich, darin ganz zu Hause zu sein, wenn man sie nicht genetisch auffaßte", genetisch, was bedeuten soll: in ihrer historischen Verwurzelung und in ihrer aktuellen Entwicklung, im Werden also aus einer Wurzel heraus.

Das pathologische Modell, von Morgagni grundgelegt und in der Virchow-Schule gefestigt, hat sich für die Krankheitsforschung des 19. und 20. Jahrhunderts als ungemein fruchtbar erwiesen. Unter dem Eindruck einer dramatisch veränderten Krankheitslandschaft indes - im Panoramawandel von den akuten auf die chronischen Leiden – haben wir nach neuen Konzeptionen und Strategien zu suchen.

## 3. Programmatik einer Theoretischen Pathologie

Und damit wären wir – über Krankheitsbegriff und Krankheitsforschung hinaus – auf das verwiesen, was ich einmal die Programmatik einer Theoretischen Pathologie nennen möchte.

Greifen wir auf die Gründungsphase zurück, so müssen wir zugeben, daß keineswegs alle Blütenträume gereift sind. Im Aufriß des damaligen Themenkatalogs (1975) finde ich unter Doerrs Vorschlägen: eine Pathologie der Lebensalter; die anthropologischen Voraussetzungen der Alterung; Pathologie und biologische Zeit; Modellbegriff und Krankheitsforschung sowie die Anthropologie des Krankhaften. Aus eigenen Vorschlägen erwähne ich: die Problematik um Raum-Gestalt und Zeit-Gestalt; eine Pathologie des Schmerzes; Tod und Sterben im Wandel der Zeit sowie normative Wertungen in der so banalen Pathologie des Alltags. Und ganz im Hintergrund stand das, was Wilhelm Doerr damals nannte: „eine Ordnungslehre menschlicher Beziehungstatsachen" – in gesunden wie in kranken Tagen!

Nun wissen wir alle, wie sich in einer Epoche der Orientierungsnot – bei gleichzeitiger Überschwemmung mit Informationen – unser Leben seit einigen Jahren schon grundlegend verändert hat. Der historische Wandel der Krankheiten hängt nicht nur von den Fortschritten der Medizin ab, sondern auch von sozialen Veränderungen oder mentalen Einstellungen, nicht zuletzt von der Pluralität des Krankheitsbegriffes. Was noch aussteht, ist eine verbindliche Güterabwägung der Werteinschätzung von „gesund" oder „krank", was wiederum Einfluß nehmen könnte auf die Strukturierung unseres Gesundheitswesens. Vom Eintritt der Persönlichkeit des Kranken als „Forschungsobjekt *und* als Wertobjekt" hat Wilhelm Doerr des öfteren (so 1966) gesprochen; dies gehöre einfach zur „Anthropologie des Krankhaften". Theoretische Pathologie, sie sei daher grundsätzlich bemüht um die „Prinzipien einer Krankheitsforschung" (Doerr, 1991).

In Goethes „Tagebuch" bereits, in seinem Programm für „Dichtung und Wahrheit", finden wir den erstaunlichen Passus: „Der Grund von allem ist physiologisch." Und dann sogleich weiter: „Es gibt ein Physiologisch-Pathologisches, zum Exempel in allen Übergängen der organischen Natur, die aus einer Stufe der

Metamorphose in die andere tritt. Diese ist wohl zu unterscheiden vom eigentlich morbosen Zustande." Ein sicherlich zu bedenkender Hinweis auf die verlorengegangene „neutralitas", das „ne-utrum" der alten Ärzte, jenes gewaltige Übergangsfeld zwischen gesund und krank, das nun, im Zeitalter der Chronisch-Kranken, wieder in unser Bewußtsein rückt und an Bedeutung gewinnen wird.

Mit der Einführung der Chronizität in die Pathologie würde nämlich sehr energisch auf jene durch die Sozialgesetzgebung verlorengegangene Dimension des Zwischenzustandes hingewiesen, den Galen schon „neutralitas" nannte, ein unermeßliches Übergangsfeld, in welchem die Patienten noch ihre Entscheidungsspielräume hatten und die Ärzte - mit Diätetik und Hygiene - ihre klassischen Kompetenzbereiche.

In einem neuen und gekonnteren Umgang mit Krankheiten werden wir alle es immer deutlicher erfahren, wie sehr Gesundsein und Krankwerden unser ganzes Leben begleiten - als eine immerwährende tagtägliche Aufgabe: mit Eingaben und Ausgaben, beim Einatmen und Ausatmen, bei diesem ewigen „input" und „output", mit allem Einsatz da draußen und der Einkehr hier drinnen. Das beginnt spielerisch im frühesten Alter, und das reift durch die Jahre, wo sie nur zu oft und oft auch zu Recht strapaziert wird, die Gesundheit im Streß unseres Alltags. Und das bleibt fruchtbar noch im hohen Alter, in der „Erinnerungswürdenlast" des Greises (wie Thomas Mann das zu nennen pflegte), jenem Alter, wo die Freiheit wächst, endlich das zu tun, was man will, in dem Maße freilich, wie man noch kann.

Das gilt gerade für die so köstlichen Gesundheiten der alten Tage, auch für die nur noch halben, oft so schrägen Gesundheiten, zu denen sich ein alemannischer Dichter, Johann Peter Hebel, so erfrischend bekennt, wenn er (1825) bekundet: „Da ich gewöhnt bin, die halbe Gesundheit, das heißt die erträgliche, für die ganze gelten zu lassen, so habe ich gottlob nichts zu klagen."

Auch das halbe Gesundsein - es ist durchaus zu tragen, auch zu ertragen! Das wissen und erfahren wir alle, die wir immer wieder krank werden oder wenigstens leiden, die wir alle aber auch immer wieder guter Hoffnung sind, gleichsam schwanger gehen mit Gesund-Sein.

Unter einem solch aktuellen Bezug versteht man vielleicht auch etwas besser diesen Kernsatz aus dem „Wilhelm Meister", wo es heißt: „Die Natur fiel ihren Liebling mit Krankheit an, um ihm auf der anderen Seite wieder Luft zu machen." Wir werden alle krank, immer wieder krank, aber wir blühen auch wieder auf - wie Paracelsus dies sagte -, blühen auf und „grünen für und für zu einer vieltausendfältigen Gesundheit".

Nun war Goethe der unverblümten Meinung, man müsse schon eine besondere Übung haben im Umgang mit seinem Gesundsein, Krankgewordensein und Heilwerden, um „eine gesunde Vollständigkeit" sein eigen nennen zu können, jene „integritas" eben, die Paracelsus noch übersetzen konnte mit „Gesunde und Gänze".

Und so ging es auch mir in dieser knappen Skizze weniger darum, Altes aufzuwärmen und jenes „Mumienhaft-Vertrocknete" auch noch nostalgisch ans Herz zu drücken. Es geht uns um die Phänomene, um heuristische Muster, die uns zeigen, was war, wovon wir auszugehen haben, aber auch das, was verlorenging, und was durchaus wieder möglich wäre: historische Muster also als heuristische Matrix für Modelle von morgen!

Dem Theoretischen Pathologen mag es dabei oft so ergehen wie dem Saul, der auszog, ein paar Eselinnen zu suchen, ein paar Daten und Fakten aus totem Material, und der auf dieser Suche ein ganzes Reich fand, ein Reich freilich nicht nur an Anregungen und Errungenschaften, sondern auch ein Reich an Fragen und Rätseln, eine Welt voller Probleme!

Und wenn ich schon beginnen konnte mit einer so sehr persönlichen Reminiszenz an unsere erste Begegnung in Kiel, so sollte ich auch mit einer persönlichen Note schließen dürfen, mit einem letzten Geburtstagsgruß, den mir Wilhelm Doerr zukommen ließ mit Hebräer 13, Vers 5, wo es so schön heißt: „Ich will Dich nicht verlassen noch versäumen."

Und so soll es denn sein: Wir werden ihn nicht verlassen; wir sollten ihn nicht versäumen! Das walte Gott!

## Literatur

Canguilham G (1974) Das Normale und das Pathologische. Hanser, München

Doerr W, Schipperges H (1979) Was ist Theoretische Pathologie? Springer, Berlin, Heidelberg, New York

Doerr W (1991) Ars longa, vita brevis. Springer, Berlin, Heidelberg, New York

Engelhardt D von, Schipperges H (1980) Die inneren Verbindungen zwischen Philosophie und Medizin im 20. Jahrhundert. Wiss Buchges, Darmstadt

Jacob W (1978) Kranksein und Krankheit. Anthropologische Grundlagen einer Theorie der Medizin. Hüthig, Heidelberg

Jaspers K (1957) Philosophische Autobiographie. Piper, München

Krehl, L von (1931) Entstehung, Erkennung und Behandlung innerer Krankheiten. Vogel, Leipzig

Plügge H (1982) Wohlbefinden und Mißbefinden. Beiträge zu einer medizinischen Anthropologie. Niemeyer, Tübingen

Rothschuh KE (Hrsg) (1975) Was ist Krankheit? Erscheinung, Erklärung, Sinngebung. Wiss Buchges, Darmstadt

Schaefer H (1979) Plädoyer für eine neue Medizin. Piper, München

Schipperges H (1982) Der Arzt von morgen. Von der Heiltechnik zur Heilkunde. Siedler, Berlin

Schipperges H (1991) Medizin an der Jahrtausendwende. Fakten, Trends, Optionen. Knecht, Frankfurt

Schipperges H (1994) Rudolf Virchow. Rowohlt, Reinbek

Virchow R (1869) Über die heutige Stellung der Pathologie. In: Tageblatt der 43. Versammlung Deutscher Naturforscher und Ärzte, S 185–195

Weizsäcker V von (1951) Der kranke Mensch. Eine Einführung in die medizinische Anthropologie. Koehler, Stuttgart 1951.

Wieland W (1986) Strukturwandel der Medizin und ärztliche Ethik. Philosophische Überlegungen zu Grundlagen einer praktischen Wissenschaft. Winter, Heidelberg

# Juristische Aspekte im Krankheitsgeschehen

A. Laufs

Eine wohlmeinende Regie hat mir das Thema gestellt: „Juristische Aspekte im Krankheitsgeschehen". Nur ungern und zwingender Einsicht folgend, korrigiere ich diesen Titel: Das Krankheitsgeschehen, soweit Ärzte an ihm beteiligt, ist ein juristischer Vorgang. Bei der Beziehung zwischen Arzt und Patient, so das OLG Koblenz in einem kürzlich ergangenen Urteil, „handelt es sich immer um Rechtsverkehr, weil es ärztliche Behandlung ohne rechtliche Beziehung nicht gibt". – Das Krankheitsgeschehen als Rechtsvorgang endet zunehmend häufiger – also mit steigender Autopsierate – bei den juristischen Prosekturen der Spezialkammern und -senate für Arzthaftpflichtstreitigkeiten unserer oberen Gerichte. Dem Arzt der Toten tritt der juristische Pathologe zur Seite mit seiner Wissenschaft von den Normabweichungen, deren Entstehung und den durch sie hervorgerufenen Veränderungen. „Pathologen sind endogene Optimisten", schrieb Wilhelm Doerr. Juristen sind es auch. Trotz aller Mängel, die sie erkennen, setzen sie auf eine Steigerung der Leistungspotenz – von Ärzten und Krankenhausträgern. Doch sie dürfen das Maß des Geforderten nicht überspannen.

Erlauben Sie dem Juristen einige aktuelle Hinweise nach der jüngeren Judikatur zum Recht des Verhältnisses zwischen Arzt und Patient, zum Krankheitsgeschehen in der Rechtswelt – in einer Skizze von acht Punkten.

## 1. Die Juridifizierung

Das ärztliche Handeln, lehrte Karl Jaspers, stehe auf zwei Säulen: „einerseits der naturwissenschaftlichen Erkenntnis und dem technischen Können, andererseits auf dem Ethos der Humanität". Das Verhältnis von Arzt und Patient sei „in der Idee der Umgang zweier vernünftiger Menschen, in dem der wissenschaftliche Sachkundige dem Kranken hilft". Im Jahr 1958 erkannte der BGH, „daß das Verhältnis zwischen Arzt und Patient ein starkes Vertrauen voraussetzt, daß es in starkem Maße in der menschlichen Beziehung wurzelt, in die der Arzt zu dem Kranken tritt, und daß es daher weit mehr als eine juristische Vertragsbeziehung ist". Um dieselbe Zeit betonte Günther Küchenhoff, die ärztlichen Pflichten und Rechte stellten „kein System abgezirkelter Leistungen und Gegenleistungen" dar, vielmehr „Konkretisierungen einer aus dem Liebesdienst am Menschen erwachsenden ungemessenen Leistungspflicht".

Im Zeichen des Rechts- und Sozialstaats hat inzwischen ein Wechsel der Berufsszene stattgefunden, den viele verantwortlichen Ärzte beklagen: Rechtliche Maßgaben füllen das Verhältnis zwischen Arzt und Patient weithin aus, das den

Charakter einer Geschäftsbeziehung annimmt. Der ärztliche Dienst erscheint juristisch durchnormiert, reguliert und bemessen durch eine kaum mehr übersehbare Vielzahl von Regeln insbesondere des Sozial- und Arbeitsrechts, ebenso der höchstrichterlichen Spruchpraxis zur Selbstbestimmungsaufklärung, zum Recht des Patienten auf Einsicht in die Krankenunterlagen, zur Dokumentationspflicht. Die sprunghaft an Zahl gewachsene Ärzteschaft geriet unter ein dichtes Netz von Rechtskontrollen zugunsten des Patienten und der Solidargemeinschaft der Versicherten, die das Vertrauen als konstitutives Element abschwächen.

Dabei verlieren auch die herkömmlichen Züge der Freiberuflichkeit ihre Kontur. Die hochgradige Verrechtlichung und die gesteigerte Konkurrenz in einem vielerorts übersetzten und in immer mehr Spezialisten aufgeteilten Berufsstand verändert das überlieferte Bild. Das Aufkommen der Ärzte-GmbH und die Abschwächung des Werbeverbots deuten auf zunehmende Anonymisierung und Kommerzialisierung des Krankheitsgeschehens.

Mit der Fülle von Vorschriften und Detailregeln kontrastieren die Widersprüchlichkeiten und Verlegenheiten bei den Grundfragen auf bemerkenswerte Weise. Die höhere Effizienz der Medizintechnik und der größere Pluralismus der Lebensstile bringen Konflikte mit sich, die vornehmlich um die Frage nach Inhalt und Reichweite des ärztlichen Heilauftrags kreisen.

Von den drei miteinander zusammenhängenden Grundvoraussetzungen, denen das ärztliche Handeln genügen muß, wenn es beruflich legitim sein und vor dem Recht bestehen soll, standen in neuerer Zeit das Einverständnis des aufgeklärten Patienten, der „informed consent", und die fachliche Angemessenheit des Eingriffs, das Verfahren lege artis, durchaus im Vordergrund des juristischen Interesses. Auf diesen Feldern hat intensives Zusammenwirken von Medizinern und Juristen weithin Klarheit und Einverständnis über die Kriterien erreicht. Zuerst indes erfordert der ärztliche Eingriff eine Indikation, das heißt: Der berufliche Heilauftrag muß die vorgesehene Maßnahme umfassen und gebieten. Dieses Thema, im Grunde die Frage nach der Eigenart des ärztlichen Dienstes, hat nun den Vorrang gewonnen.

Mächtige soziale Kräfte bestimmen, ob Menschen krank werden oder nicht, und wie und mit welchen Ergebnissen sie behandelt werden. Der Beruf des Arztes ist Teil und Produkt der Gesellschaft und bleibt mit der ganzen menschlichen Kultur, also auch dem Recht, eng verbunden. Ein Internist gelangt in einer Schrift zum Wandel im Selbstverständnis der Medizin zu dem Schluß, diese stelle ein offenes System dar, in das Informationen, neue Erkenntnisse aus Natur- und Geisteswissenschaft einflössen. In der Neuauflage des Staatslexikons betont ein Mediziner, das Wirken des Arztes lasse sich nicht aus sich selbst heraus entwerfen und rechtfertigen. Es erhalte seine Bedeutung und seine Kompetenz erst durch die Anerkennung des Partners und der Gemeinschaft und bedürfe hierfür der wissenschaftlichen, sittlichen und rechtlichen Legitimation. In der Tat verlangen die Grundprobleme der Medizin als Fragen zugleich der Allgemeinheit durchaus nach rechtlichen Maßgaben. Es gilt, die Grenzen der Wirksamkeit eines ausgreifenden Berufsstandes auch von Rechts wegen zu bestimmen. Denn noch immer wachsen die Möglichkeiten medizinischen Eingreifens in das weite Feld dessen, was zuvor natürlich, von Natur aus so und nicht anders verlief.

## 2. Die Strömung des Haftpflichtrechts

Das Haftpflichtrecht weitet sich nicht nur in Deutschland aus – ein Vorgang, den ein Kundiger eine Erosion nannte. In der Jurisprudenz wie in der Gerichtspraxis verwischen sich die Grenzen zwischen Unrecht und Unglück. Die verschuldensunabhängige Gefährdungshaftung, die doch nur in den gesetzlich eindeutig bestimmten Fällen gelten soll, sei, so ein Rechtslehrer, „nichts weiter als eine verschärfte Deliktshaftung, wobei übrigens eine den gesetzlichen Sondertatbeständen entsprechende Verschärfung der Haftung auch mit dem deliktsrechtlichen Instrumentarium der Verkehrspflichten und durch beweisrechtliche Regeln fast nach Belieben erreicht werden" könne. Während heimliche Gefährdungstatbestände vordringen, schwächt sich das Verschuldensprinzip ab, das herkömmlich die freien Berufe prägt. Diese aber müssen zur Sicherung ihrer Handlungs- und Entscheidungsfreiheit von Haftung frei bleiben, wenn sie den Anforderungen ihres Berufs entsprechend die erforderliche Sorgfalt beobachtet haben.

In diese größeren Zusammenhänge fügt sich die arztrechtliche Spruchpraxis ein. Sie hat noch immer eine starke, statistisch nicht ausreichend erfaßte Konjunktur. Die kaum mehr überschaubare Kasuistik zeigt überzeugende rechtsfortbildende Leistungen, aber auch Überspanntheiten, angesichts derer ein Sachkenner dazu riet, auch im Großkrankenhaus um ein Maximum an Humanität bemüht zu bleiben. Ärztliche Standesethik und Verantwortungsbewußtsein seien die besseren Garanten für eine humane Medizin als Prozesse und Gerichte. Insbesondere auf dem Gebiet der Patientenaufklärung lassen sich gewisse Fehlentwicklungen feststellen; so kommt gelegentlich das Verschuldensprinzip zu kurz, etwa wenn ein höchstrichterliches Urteil mehr an Patienteninformationen verlangt als die kollegiale Vorinstanz.

Die erheblich verlängerte Lebenserwartung in den westlichen Industriegesellschaften geht zu einem wesentlichen Teil auf die Fortschritte der Medizin zurück. Freilich heilt die Medizin nicht nur, sondern sie setzt je und je auch Behandlungsschäden. Den hohen Standard der invasiven Medizin begleiten iatrogene Risiken. Schon eine geringe Nachlässigkeit des Arztes oder das Versagen eines Apparates kann katastrophale Folgen haben. Die Fortschritte der Medizin erhöhen das Maß der medizinischen Umsicht und Aufmerksamkeit unausweichlich und damit zugleich die Gefahren diagnostischer und therapeutischer Eingriffe. Andererseits liegt diesen ein Basisrisiko zugrunde, das nicht der Arzt setzt, vielmehr der Patient als Gesundheitsbeeinträchtigung einbringt. Auf diese einzugehen, sie zu erkennen, zu beheben oder zu lindern, ist Aufgabe des Arztes. Die Krankheit ist die erste Gefahr. Auf ihre Behebung oder jedenfalls Herabsetzung hat sich die Sorgfalt des Arztes, das Bemühen des Experten, auszurichten. Indessen lassen sich Verstöße im komplexen, arbeitsteiligen medizinischen Geschehen oft nur schwer abgrenzen und nachweisen. Diese Schwäche des Beeinträchtigten begünstigt die verbreitete Bereitschaft, materielle Unbill auf ein Kollektiv umzulegen, von der Schadenszurechnung zur Schadensverteilung überzugehen.

## 3. Behandlungssorgfalt

Der Arzt - und nach ihm der Richter - soll das rechte Maß finden. Ein Zuviel kann dem Patienten ebenso zum Verhängnis werden wie ein Zuwenig. Forensische Rücksichten dürfen den ärztlichen Entschluß nicht verzerren. Zuerst haben die Ärzte selbst die Pflicht, die Qualität ihrer Arbeit zu kontrollieren und zu sichern. Trotz des gesteigerten Bemühens der Ärzteschaft um medizinische Qualitätssicherung stehen die Gerichte unablässig vor der Aufgabe, mit Hilfe von Sachverständigen nach primär medizinischen Maßstäben Arztfehler festzustellen, Sorgfaltspflichten im Einzelfall auszumessen und Grenzen zu klären, wobei bestimmte Probleme sich immer wieder stellen, etwa bei der horizontalen und vertikalen Arbeitsteilung. Bei chirurgischen Eingriffen, so der BGH, die ein Berufsanfänger vornehme, müsse immer ein Facharzt assistieren. Geschehe dies nicht und führe die Operation zu Komplikationen zum Nachteil des Patienten, so bestehe ein Indiz dafür, daß die unzureichende Qualifikation der Ärzte ursächlich für die Unbill sei. Im Schadensersatzprozeß treffe sowohl den Krankenhausträger als auch den für die Übertragung der Operationsaufsicht auf den Nichtfacharzt Verantwortlichen wie den Aufsichtsführenden selbst die Darlegungs- und Beweislast dafür, daß die eingetretene Komplikation nicht auf der geringen Übung des noch nicht ausreichend Qualifizierten oder der mangelnden Erfahrung des Aufsichtsführenden beruhte. Mit diesem Urteil stellt das Gericht Anforderungen an die Strukturqualität und die Organisation der ärztlich-operativen Versorgung stationärer Krankenhauspatienten von außerordentlicher Tragweite. Die Beweislastregel mit ihren formalen Sorgfaltsanforderungen an die Facharztqualität führen Krankenhausträger und Krankenhausärzte an die Grenzen der wirtschaftlichen Leistungsfähigkeit und letztlich in die Nähe der Gefährdungshaftung.

In einer neuerlichen Erkenntnis hat sich der BGH wiederum mit der Kernfrage befaßt, welche Aufgaben der Arzt in Weiterbildung übertragen erhalten darf. Ging es im zuerst genannten Urteil um eine Operationskomplikation, so handelte es sich in der zweiten Entscheidung um einen Narkosezwischenfall: Verfügt ein in der Weiterbildung zum Anästhesisten stehender Assistenzarzt noch nicht über ausreichende Erfahrungen im Umgang mit Risiken, die sich bei einer Intubationsnarkose aus der intraoperativ notwendigen Umlagerung des Patienten von der sitzenden in die liegende Position ergeben können, so darf er jedenfalls während dieser Operationsphase die Narkose nicht ohne unmittelbare Aufsicht eines Facharztes führen. Bei der notwendigen differenzierten Prüfung der näheren Umstände des Einzelfalls dürfen formale Kriterien aber keine Überbewertung erfahren. Das Ringen darum ist im Gange, auch zwischen den Gerichten.

## 4. Kostendruck und Standard

Der Kostenanstieg im vielgliedrigen Medizinbetrieb bei begrenzten Ressourcen weckt bei Gesundheitspolitikern, auch Ärzten, Juristen und nicht zuletzt Patienten - gegenwärtigen wie potentiellen - Besorgnisse. Werden alle Kranken in gleicher Weise und in ausreichendem Maß an den Errungenschaften der modernen Medizin teilhaben können? Wird sich eine Rationierung medizinischer Leistungen durch eine Rationalisierung im System vermeiden lassen? Werden Klinikträger und Ärzte die hohen Standards wie gewohnt zu halten vermögen? Das Gesundheitsstrukturgesetz und das neue Pflegesatzrecht verfolgen das Ziel der Kostendämpfung. Die neuen gesetzlichen Regelwerke wirken tief in den Alltag des ärztlichen Dienstes hinein. Durch das GSG wird sich der bestehende Zielkonflikt zwischen medizinischer Leistungsfähigkeit, humanitärerem Bestreben und Wirtschaftlichkeit des Versorgungssystems erheblich verschärfen. Der Vertragsarzt steht unter erhöhtem Zwang, die Notwendigkeit seiner Maßnahmen zu begründen. Der Vollzug des Gesetzes lastet ihm schwere Interpretations- und Erläuterungsbürden auf. Die Sparmaßnahmen verschärfen den Konkurrenzdruck, wodurch das Kollegialitätsgebot Gewicht gewinnt. Daraus ergeben sich im ärztlichen Berufsalltag manche Fragen bis hin zu derjenigen nach der Zulässigkeit der Wiedereinbestellung von Patienten.

Der sich grundsätzlich nach medizinischen Parametern richtende zivilrechtliche Haftungsmaßstab muß generelle Grenzen der Finanzierbarkeit berücksichtigen. „Die Beachtung des Wirtschaftlichkeitsgebots ist im Haftungsrecht nur legitim", so der Vorsitzende Richter am BGH Steffen, „wo der Einfluß auf die medizinische Indikation die gesundheitliche Rehabilitation des betroffenen Patienten nicht grundsätzlich in Frage stellt und solange eine Mindestgrenze für die personellen und sächlichen Behandlungsbedingungen nicht unterschritten wird, die sich an der gesundheitlichen Integrität als einem dem Kosten-Nutzen-Vergleich nur begrenzt zugänglichen Gut, aber auch an der aktuell erreichten Qualitätshöhe der Medizin ausrichtet" - eine spannungsvolle Formel.

## 5. Patientenaufklärung

Unter den zahlreichen jüngeren Judikaten zur ärztlichen Aufklärungspflicht ragen zwei Erkenntnisse des BGH hervor, die mehr als Ergänzendes bringen. Das eine Urteil verlangt dem Arzt ab, bereits in derjenigen Sprechstunde den Kranken über die Operationsgefahr zu unterrichten, in der er den späteren Eingriff mit dem Patienten verabredet und den Termin dafür festlegt. Dieser frühe, oft Wochen vor der Operation liegende Zeitpunkt gewährleiste die Entschlußfreiheit des Patienten, weil er psychische Sperren vermeide, die den Kranken daran hindern könnten, sein Einverständnis zu widerrufen, wenn er von den Gefahren etwa erst am Tage vor dem Eingriff erfahre. Dies bedeutet für die Ärzte ein Mehr an Umsicht und Arbeitsaufwand, weil das Vorliegen der Einwilligung im Krankenhaus vor dem Eingriff eine Kontrolle verlangt. Auch kann ein Abstand zwischen voller Information und Operation von etlichen Wochen an die Grenzen des dem Arzt wie dem Patienten noch Zumutbaren führen. Solange die Entschlußfreiheit des Patienten gewährleistet erscheint, kommt der Arzt mit seiner Risikoaufklärung vor der invasiven Maßnahme nicht zu spät. Die nachträgliche, bestätigende Einwilligung sei daher unwirksam nur, so der BGH gewiß zutreffend, wenn unter den konkreten Umständen die Entschlußfreiheit des Kranken nicht gewahrt blieb. Dies vorzutragen, liegt beim Patienten; die Beweislast freilich muß nach den allgemeinen Regeln beim Arzt bleiben, soll die Aufklärungspflicht nicht unterlaufen werden können.

Das andere ausgreifende Urteil entschied, vor einem Eingriff, bei dem sich unter Umständen die Notwendigkeit einer intra- oder postoperativen Blutgabe einstellen könne, habe der Arzt den Patienten über die Risiken einer Fremdblut- und die Möglichkeit einer Eigenbluttransfusion aufzuklären. Die Eigenart dieses Falles lag darin, daß es nicht um die Aufklärung über die Gefahren der Operation selbst ging, sondern um die Information über die Risiken einer auf den Eingriff möglicherweise erst folgenden weiteren notwendigen Maßnahme. Der BGH nennt mit der Bluttransfusion nur einen unter einer Vielzahl potentieller operations- und anästhesiebegleitender Nebeneingriffe. Das Urteil umfaßt zudem auch die als Operationsfolge notwendig werdende postoperative Bluttransfusion. Damit dehnt das Gericht die präoperative ärztliche Aufklärungspflicht auf das weite Gebiet der operativen Nachbehandlung und der dabei gebotenen Folgeeingriffe aus. Der BGH steht in der Gefahr, die Grenzen der psychischen Belastbarkeit und der intellektuellen Aufnahmefähigkeit des Patienten in der Ausnahmesituation vor einem operativen Eingriff zu überschreiten. Es läßt sich auch nach der Verhältnismäßigkeit des Aufwands fragen. Es gilt, begrenzende Kriterien zu gewinnen und an der Last des Aufklärungsgeschehens auch den Patienten einen angemessenen Teil mittragen zu lassen.

Der BGH hat seine Spruchpraxis bestätigt, nach welcher der Arzt auch über sehr seltene Risiken aufzuklären hat, wenn sie im Falle ihrer Verwirklichung die Lebensführung des Patienten schwer belasteten. Diese Judikatur verdient grundsätzlich Zustimmung.

## 6. Dokumentationspflicht

Die standes-, vertrags- und deliktsrechtlich begründete Pflicht des Arztes, „über die in Ausübung seines Berufes gemachten Feststellungen und getroffenen Maßnahmen die erforderlichen Aufzeichnungen zu machen“, bildet einen wesentlichen Bestandteil der therapeutischen Aufgabe zum Wohl des Patienten. Wenngleich die ärztliche Dokumentation auch Beweiszwecken dient, steht doch die therapeutische Funktion im Vordergrund. Daraus ergibt sich auch hier: Forensische Rücksichten dürfen den Arzt nicht von seiner eigentlichen Aufgabe ablenken. Es bleibt darum auch primär Aufgabe der Medizin, Standards zur Dokumentation auszubilden und fortzuentwickeln.

Zwar kann das Fehlen der Dokumentation einer ärztlich gebotenen Maßnahme deren Unterbliebensein indizieren. Dies setzt jedoch voraus, daß die Maßnahme geboten war, um Ärzte und Pflegepersonal über den Verlauf der Krankheit und die bisherigen medizinischen Schritte für ihre künftigen Entschlüsse ausreichend zu informieren. Eine medizinisch nicht erforderliche Dokumentation gebietet auch das Recht nicht, so daß sich aus dem Unterbleiben derartiger Aufzeichnungen keine beweisrechtlichen Schlüsse ziehen lassen. Daran hat der BGH festgehalten.

## 7. Therapiefreiheit

Zu den Kernstücken des ärztlichen Berufsrechts gehört die in Sorgfaltspflichten eingebundene Freiheit der Methodenwahl. Die Diskussion unter Fachleuten wie Laien um unkonventionelle Heilverfahren, um die alternative Medizin flammten wieder auf. Außenseitermethoden haben Verfechter auch an den Universitäten. In einer Zeit, die widerhallt von Ansprüchen und öffentlichen Kontroversen, tun sich Ärzte und Zahnärzte schwer, stets den richtigen Weg zu finden, das rechte Maß zu treffen. Der auch vor dem Publikum ausgetragene Streit um Gesundheitsrisiken durch zahnärztliche Materialien bietet dafür ein Beispiel.

Der Arzt hat das Recht, prinzipiell am Standard festzuhalten, solange dieser gilt. Die sich in einem ausgreifenden öffentlichen und internationalen Prozeß fachlichen Erkennens, Anerkennens und Einübens bildenden medizinischen Standards begründen und begrenzen zugleich die Pflichten des Arztes. Der Patient darf den jeweiligen Standard des in Anspruch genommenen Faches erwarten, mehr grundsätzlich nicht. Andererseits darf der Arzt im Dienste seiner Patienten, wenn er dabei die geforderte Umsicht ausübt, jenseits der Schulmedizin zu nicht allgemein anerkannten Mitteln und Verfahren greifen. Auch die „besonderen Therapierichtungen" haben ihren Standort im deutschen Gesundheitswesen. Im Kampf gegen unheilbare Krankheiten dürfen Wissenschaftlichkeitsklauseln von Versicherern dem gewissenhaften Entschluß von Arzt und Patient den Weg nicht verlegen. Im Kassenarztrecht gilt: Führen Außenseitermethoden zu Ergebnissen, die mit den preiswerteren konventionellen Verfahren nicht zu erreichen sind, muß dem Arzt hierfür ein Mehraufwand zugebilligt werden. Die Gebote der ärztlichen Sitte, überhaupt alle Regeln des Berufsrechts gelten für Schulmediziner wie Außenseiter gleichermaßen.

## 8. Lebensschutz

Es droht die Gefahr medizinischer Verfügungen über das Leben und damit über die Person des anderen. In dem Essay mit dem fragenden Titel: „Der Patient – nur ein Werkstück?" hat sich Mitscherlich seiner lange zurückliegenden Erfahrungen als Beobachter der Standesorganisation bei dem Nürnberger Prozeß gegen Naziärzte erinnert. „In dem, was in Nürnberg verhandelt wurde, hatten wir

Beispiele für einen frühen Exzeß von Versachlichung. Jedoch hat diese in den darauf folgenden Jahren, wenn auch nicht in krimineller Form, einen immer stärkeren Einfluß gewonnen."

Der zeitgeschichtliche Hintergrund verdient Notiz bei dem Versuch, die Grenzen der Medizin zu bestimmen. Der Abfall vom Humanen im Zeichen des Hakenkreuzes, die Kulturentledigung durch die Diktatur, die Perversion des Rechts wie des therapeutischen Imperativs unter Teilnahme und Duldung von Juristen und Medizinern bildet seit Kriegsende ein notwendiges, noch nicht abgegoltenes Thema. Die „Vernichtung lebensunwerten Lebens" mit ihrer weit zurückreichenden Vorgeschichte verlangt Aufmerksamkeit in einer Gegenwart, die vor der Aufgabe steht, den Schutz des menschlichen Lebens und der Person voll aufrecht zu erhalten und ihn nicht durch neue medizinisch-technische Verfahren am Beginn und am Ende der Existenz abschwächen zu lassen.

Auch medizinischer Fortschritt könne, so jüngst ein hervorragender Mediziner, durch die von ihm eröffneten Möglichkeiten zu einer vielfältigen Bedrohung menschlichen Lebens führen. Der Anspruch auf ein Recht zur Verfügung über Leben und Tod werde immer nachhaltiger und mit immer größerer Entschiedenheit gefordert. Mehr denn je gelte es deshalb, die Unbedingtheit des Lebensrechts nicht nur zu fordern, sondern offensiv zu vertreten. Dieser Unbedingtheit drohen Relativierungen am Anfang wie am Ende der menschlichen Lebensspanne. In der Diskussion findet das Verfassungsrecht des Grundgesetzes nicht immer den gebotenen Platz, die grundrechtliche Gleichwertigkeit allen Lebens nicht überall Respekt.

Das menschliche Leben bleibt als einheitliches, unteilbares Rechtsgut einschränkenden Wertungen schlechthin unzugänglich. Niemand darf naturwissenschaftlich als menschliches Leben zu qualifizierende Seinsweisen nach sozialer Wertigkeit, Nützlichkeit, körperlicher Konstitution oder geistigem Zustand abstufen und so auf definitorischem Wege dem Lebensschutz entziehen.

Der Arzt schuldet dem Patienten nach geltendem Recht Hilfe *im*, aber nicht zum Sterben. Die Debatte darüber hat sich unter Titeln wie Sterbehilfe, Euthanasie, Tötung auf Verlangen international wie in Deutschland aufs neue entzündet. Erfahrungen aus der holländischen Praxis ermahnen zur Vorsicht; Möglichkeiten von Mißbrauch und Dammbruch drohen. Ebenso anspruchsvoll wie behutsam bemühen sich deutsche Mediziner und Juristen weiterhin um die Grenzen der Intensivmedizin, der zahlreiche Menschen ihr gesundes Weiterleben nach Unfällen und Infektionen, ihren verbesserten Gesundheitszustand nach Operationen oder einem Herzinfarkt verdanken. Das Recht verlangt vom Arzt nicht, das Leben in jedem Fall um jeden Preis aufrecht zu erhalten. Nicht stets bildet der Hirntod die unerläßliche Voraussetzung für den Therapieabbruch. Die Würde und die Autonomie auch der todkranken Patienten setzen dem technisch und medizinisch Machbaren Grenzen.

Auch bei aussichtsloser Prognose dürfen Ärzte und Pflege Sterbehilfe niemals durch gezieltes Töten, sondern nur entsprechend dem erklärten oder mutmaßlichen Patientenwillen durch die Nichteinleitung oder den Abbruch lebensverlängernder Maßnahmen leisten, um dem Sterben – gegebenenfalls unter wirksamer

Schmerzmedikation - seinen natürlichen, der Würde des Menschen gemäßen Verlauf zu lassen. Nie darf der Patient zum Objekt ärztlicher Fremdbestimmung bei der Heilbehandlung werden. Indizierte medizinische Maßnahmen darf der zur Selbstbestimmung fähige Kranke - auch teilweise - ablehnen. Andererseits trifft den Arzt nicht die Pflicht, allein aufgrund der Entscheidung des Patienten für eine bestimmte Behandlungsmethode diese auch anzuwenden, wenn er sie im konkreten Fall für ungeeignet hält. Der Wille des Patienten vermag die stets bestehende ärztliche Verantwortlichkeit für die Wahl des besten Mittels und geeignetsten Verfahrens nicht aufzuheben. Der Arzt bleibt auch unter den Anforderungen des Patienten an seine Berufsregeln gebunden.

Literaturnachweise in: Laufs-Uhlenbruck, Handbuch des Arztrechts, 1992; Laufs, Arztrecht, 5. Aufl. 1993; Laufs, Arztrechtliche Jahresberichte in der Neuen Juristischen Wochenschrift, zuletzt Heft 24, 1994 und Heft 23, 1993.

# Schwache Wirkungen als pathogenetisches Prinzip

H. Schaefer

## 1. Definition der „schwachen Wirkung"

Die Ursachenlehre der Krankheiten hat seit den ersten epidemiologischen Arbeiten der amerikanischen Schulen für „Public Health“, die mit den Orten Framingham und Tecumseh verbunden sind, die Grundansicht vertreten, daß die meisten chronischen Krankheiten multifaktioriell bedingt sind. Dieser Begriff beinhaltet folgendes ätiologische Modell. An den Patienten, welche an einer chronischen Krankheit leiden oder sterben, findet man keine eindeutige einzelne Ursache: Monokausales Denken führt nicht zum Erfolg einer „Aufklärung“ ihrer Herkunft. Wohl findet man statistisch signifikant vermehrte Charakteristika unter diesen Patienten, in der Regel mehrere, und immer unter der allgemeinen Regel stehend, daß die Häufigkeit der Krankheit mit der Zahl bestimmter Charakteristika zunimmt. Diese Charakteristika bezeichnet man als „Risikofaktoren“ (Kannel et al. 1960). Alle Risikofaktoren, die bislang als solche ermittelt wurden, haben einige formale Eigenschaften gemeinsam: 1. Sie geben nur eine Korrelation zwischen einer Krankheit und einem vermuteten, also ursächlich mitwirkenden Faktor an, welche eine bestimmte Wahrscheinlichkeit bedeutet, daß sich dieser Faktor an der Entstehung der Krankheit beteiligt hat. Wie er das bewirkt, kann nur ein Modell der Ätiologie der Krankheit beschreiben (Schaefer 1992, S. 173 f.). 2. In dem Personenkreis, in dem alle Individuen den Risikofaktor aufweisen, ist nur ein sehr kleiner Teil erkrankt. Wir nennen die meist erhebliche Überzahl der gesund Gebliebenen „Escaper“ (Epstein 1982). 3. In der Regel ist also ein Faktor allein nicht mächtig genug, um eine für ihn spezifische Krankheit auszulösen. 4. Die Epidemiologie als Nachweismethode solcher Faktoren findet meist „schwache Assoziationen“, die besondere statistische Probleme machen (Wynder 1990).

Wir wollen alle Wirkungen, die von Risikofaktoren ausgehen, auf welche diese Eigenschaften zutreffen, „schwache Wirkungen“ nennen. Sie sind selten für sich allein pathogen und zeigen in der statistischen Risikoermittlung Werte, welche sehr kleine sog. „relative Risiken“ nachweisen, die meist zwischen 1 und 2 liegen. (1 heißt: kein Risiko, das das Risiko der allgemeinen Sterblichkeit übersteigt.)

## 2. Das Paradigma der vikariierenden Sterblichkeit

Das Prinzip der schwach wirkenden Risikofaktoren gewinnt einen unerwarteten Aspekt durch ein Phänomen, das zunächst ganz ohne Bezug zum Thema der schwachen Wirkungen zu sein scheint, sich aber dann mit ihm zusammen zu einer neuen Sicht des Begriffs „Ätiologie" zusammenfügt. Dieses Phänomen läßt sich folgendermaßen beschreiben:

Wenn man die Häufigkeit der verschiedenen Organkrebse in den letzten Jahrzehnten betrachtet, so ergibt sich ein buntes, theoretisch nicht näher interpretierbares Bild. Die Sterblichkeiten einzelner Krebsformen nehmen an Häufigkeit scheinbar regellos im Laufe der Zeit zu oder ab, aber so, daß die Summe aller Krebstodesfälle pro Einheit der Bevölkerung nahezu konstant bleibt (Davis et al. 1990). Es ist derzeit noch nicht möglich, dieses Phänomen exakt zu klären. Ein Begriff, der zunächst nur deskriptiv formuliert ist, mag auf die Dauer weiterhelfen, weil er theoretische Interpretationsmöglichkeiten enthält, die über das Deskriptive hinausgehen. Die Tatsache selbst besagt offenbar folgendes: Es ist schwer voraussagbar, an welchen Krebsformen (d.h. an welcher Organlokalisation) ein Mensch stirbt. Offenbar wechseln im Laufe der Zeit, aus unbekannten Gründen, die Organlokalisationen, ohne daß dabei die Krebshäufigkeit selber sich ändert. Es sieht also so aus, als ob eine bestimmte Krebslokalisation im Zeitverlauf von einer anderen abgelöst würde: Die Krebslokalisationen vertreten sich offenbar wechselseitig. Wir wollen dieses Phänomen die „vikariierende Krebssterblichkeit" nennen.

Diese vikariierende Natur der Todesursachen scheint nicht nur bei den verschiedenen Krebsformen aufzutreten. Es sieht so aus, als ob sie eine weite Verbreitung unter vielen Krankheitsursachen hätte, die eine Vielfalt chronischer Krankheiten auslösen. Man trifft auf das Phänomen immer dann, wenn die Gesamtsterblichkeit einer Gruppe von Todesursachen konstant bleibt, sich aber die Sterbeziffer der einzelnen Krankheitsformen deutlich mit der Zeit (oder auch innerhalb einer Population, also räumlich, aber zum gleichen Zeitpunkt) stark verändern. Solche Beispiele begegnen uns in der Sterblichkeitsstatistik keineswegs selten. Ohne daß eine Vorentscheidung darüber getroffen wird, ob die nachfolgend zu beschreibenden Phänomene auf den gleichen theoretischen Grundmechanismus zu beziehen sind, finden sie sich, als beobachtbares und quantifizierbares Phänomen, relativ oft und in sehr wechselvollen Zusammenhängen, von denen hier nur einige genannt werden sollen.

Eine zeitbezogene Vikariation findet sich z.B. bei den sog. Krankenständen in der gesetzlichen Krankenversicherung, die seit Jahrzehnten in sehr engen Grenzen um den Wert von 6 % schwanken. Das bedeutet, daß bei relativ großer Variation der Häufigkeit einzelner Krankheitsformen das Gesamtphänomen „Krankheit" schlechthin, das sich aus der Summe aller Krankheitsformen bildet, unverändert bleibt. Das einleuchtendste Beispiel bietet der Herzinfarkt, der in den letzten 100 Jahren auf das 100fache des Wertes von 1890 zunahm, während die Häufigkeit der Kreislaufkrankheiten als Todesursache in derselben Zeit wenig, aber deutlich abnahm.

Ein anderes Beispiel vikariierender Krankheits- und Todesursachen betrifft die nicht zeitbezogene, sondern personenbezogene Variation von Erkrankungs-Häufigkeiten, welche sich nach starken und kurzzeitigen Umwelt-Einwirkungen ebenso verändern können wie nach langdauernden, also „chronischen" Einwirkungen irgendwelcher Umweltkräfte. In der definierten und abgrenzbaren Population der Beschäftigten der dänischen Pharmaindustrie ist die Häufigkeit der Krebsfälle an allen Krebsformen nicht erhöht, sondern sogar gegen die Gesamtbevölkerung etwas erniedrigt (relatives Risiko 0,95). Das relative Risiko für bestimmte Krebsformen ist aber erheblich höher als das der Vergleichsbevölkerung (Hansen et al. 1994). Ähnliches fand sich bei den Krebserkrankungen der Belegschaft dreier großer Elektrizitätsgesellschaften in Frankreich und Kanada (Theriault et al. 1994). In dieser Gruppe werden berufliche Einflüsse unbekannter Art (die Verfasser vermuten, daß es Magnetfelder sind) derart wirksam, daß Krebsformen begünstigt werden, für die es ähnlich begünstigende Einflüsse in der Vergleichsbevölkerung nicht gibt. Für diese Krebsformen steigt dann das relative Risiko auf Werte an, die erheblich über 2 liegen können, was also mehr als eine Verdoppelung dieses Risikos bedeutet.

Wer die epidemiologischen Erkrankungs- und Sterblichkeitsraten durchsieht, trifft immer wieder auf dieses Phänomen. Es trifft sogar auf scheinbar so harte Umweltkatastrophen wie die von Seveso zu (Bertazzi et al. 1989). In der bei Seveso mit Dioxin kontaminierten Bevölkerung waren insbesondere die Todesfälle an chronischen ischämischen Herzkrankheiten und einige Krebsformen erhöht, bei unveränderter allgemeiner Sterblichkeit. Am deutlichsten tritt das Phänomen wohl bei den Erkrankungen bestimmter Berufe auf. Nach Gass (1987) variiert die Gesamtmortalität bei 5 Berufsgruppen zwischen den Standard-Sterblichkeits-Werten von 114–88, die einiger Todesursachen aber erheblich stärker, z.B. Lungenkrebs zwischen 137 und 57! Wenn die Sterblichkeit an Lungenkrebs hoch ist, ist die an anderen Krebsformen kleiner als 100, dem Erwartungswert. Besonders eindringlich ist das Phänomen nachweisbar bei einigen epidemiologischen Studien, in denen der karzinogene Einfluß von Magnetfeldern untersucht wurde.

Es muß in diesem Zusammenhang betont werden, daß ein Schein-Phänomen der hier beschriebenen Art dann gefunden wird, wenn einige seltene Krebsformen mit hohen Risiken gefunden werden, die Gesamtsterblichkeit an Krebs aber kaum erhöht ist. Wenn die Zahl der Fälle mit normaler Sterblichkeit hoch ist, gehen die wenigen Fälle in einer Gruppe seltener Krebsarten natürlich in dem Gesamtkollektiv unter, selbst wenn ihr Erwartungswert erheblich überschritten wird. Das Phänomen ist also nur dort nachzuweisen, wo bei einigen Krebsformen die festgestellte Häufigkeit deutlich unter dem Erwartungswert liegt, so wie das in den oben zitierten Beispielen der Fall ist.

Ohne Frage gibt es Umwelteinflüsse, welche nicht nur bestimmte Krankheitshäufigkeiten steigern, sondern auch die Gesamt-Morbidität und Gesamt-Mortalität. Hierzu gehört z.B. vermutlich das Rauchen, und ebenso alle Einwirkungsarten, bei denen die Sterblichkeit einer Population (eines Berufsstandes, der Raucher, bestimmter geographischer Areale) insgesamt, d.h. für alle Krankheiten als Todesursache zusammengenommen, erhöht ist. Wirkungen, welche eine echte Steigerung der Gesamtsterblichkeit durch einen definierbaren Wirkungsfaktor auslösen, sind nicht obligat auf Cofaktoren angewiesen, wirken also unifaktoriell, und können nicht als „schwache Wirkungen“ bezeichnet werden.

## 3. Einige Überlegungen zur Modelltheorie Schwacher Wirkungen

So einleuchtend die Annahme „schwacher Wirkungen" auch sein mag, so schwierig ist es, die Wirkungsmechanismen im Detail zu ermitteln. Diese Schwierigkeit ergibt sich aus der theoretisch zu fordernden Art der Wirkung. Sie ist chronisch, erstreckt sich also auf lange Zeiträume, und die Folgen solcher Einwirkungen sind, wie das für alle chronischen Krankheiten typisch ist, zunächst unmerklich. Folgende Eigenschaften müßten einem Mechanismus „schwacher Wirkungen" zugeschrieben werden.

a. Die Grundphänomene, mit denen die Wirkung zustandekommt, müssen summationsfähig sein. Das setzt voraus, daß sie an Strukturen gebunden sind, die nach Art eines „Zell-Gedächtnisses" funktionieren, weil der Definition nach die Wirkungen in langen Zeiträumen vor sich gehen und sich „multifaktoriell" unterstützen. Man kann also sicher postulieren, daß morphologisch faßbare Ereignisse in der Zelle involviert sein müssen.

b. Die Folgen „schwacher Wirkungen" haben, sobald man sie beobachten und messen kann, statistisch relativ kleine Risikowerte (Meßzahlen für ein relatives Risiko, Odds-Ratios etc.) Die Risiken sind also bei kleinen Fallzahlen in der Regel nicht signifikant, die Streuungen der Meßwerte wegen der multifaktoriellen Natur der Risiken hoch.

c. Hohe Werte für das relative Risiko eines Faktors und seiner Folgen entstehen in der Regel durch das zufällige Zusammentreffen auxiliärer Risiken, die möglicherweise gehäuft in engem Raum auftreten (z.B. virale Infekte). Schwache Wirkungen sollten daher dazu neigen, in „Clustern" aufzutreten, was epidemiologisch besondere Schwierigkeiten macht (Rothman 1990).

Während die Philosophie akuter Wirkungen relativ einfach erscheint, ist die der chronischen Wirkungen in jedem Fall relativ kompliziert. Einfach wird auch sie, sobald die „Katastrophe" eintritt, sich also eine chronische Entwicklung in ein akutes Endstadium verwandelt. Schwache Wirkungen müssen diese Wandlung erleiden, wenn sie eine manifeste Gefahr für das Leben herbeiführen. Sobald dieser „kritische" Zustand erreicht wird, wird in der Regel ein morphologischer „Befund" beobachtbar sein. Nur in wenigen Fällen gibt es „befundlose" Katastrophen, vermutlich nur bei reflektorisch bedingten Stillständen von Kreislauf und Atmung. In der Regel ist also eine Strukturveränderung Ausdruck der Krankheit (Doerr 1989). Daß diese Form struktureller Krankheit, speziell das Karzinom, als wichtigstes Beispiel des Endstadiums „schwacher Wirkungen", entstehen kann, ist die Folge der menschlichen Konstitution: Der Mensch ist, wie Doerr zitiert, ein „halbstabiles" Lebewesen (Doerr 1991), also, wie wir hier formulieren würden, besonders anfällig gegen „schwache Wirkungen".

Der Versuch, die Wirkungskette schwacher Wirkungen bis zur morphologisch manifesten Katastrophe zu verfolgen, ist bislang selten gemacht worden und noch seltener gelungen. Zwei Beispiele seien angeführt, um die Bandbreite dieser

Schwierigkeiten zu zeigen. Das erste, relativ einsehbare Beispiel betrifft die Entstehung des Widerstands-Hochdrucks. Vor Jahren wurde von Folkow et al. (1973) beschrieben, daß häufig auftretende Blutdrucksteigerungen, wie sie emotional über die funktionelle Aktivierung des Sympathikus ausgelöst werden, beim Versuchstier (Ratte) ebenso wie beim Menschen eine Veränderung der Struktur der kleinen Arterien (der „Widerstandsgefäße") auslösen, die stabil bleibt und ein faßbares, morphologisches Substrat darstellt, durch das, über die Steigerung des peripheren Strömungswiderstands, ein Hochdruck aus dem labilen in den stabilen Zustand übergeht. Eine solche „Wipfeldürre" des Gefäßbaumes erwähnte schon Doerr (1970, S. 386) bei der Hypertonie. Andere Beispiele dieser Art werden oft in der sog. psychosomatischen Medizin angeführt (vgl. Henry et al. 1977, S. 141). Das Prinzip, das hier wirksam ist, läßt sich als strukturelle Folge funktionaler Prozesse verstehen.

Ein zweites Beispiel sei angeführt, das die enormen Schwierigkeiten zeigt, wenn man funktionelle Einflüsse in ihrer Summation und ihrer Struktur-Beeinflussung analysieren will: die Deutung, wie eventuell Krebs bei permanenter Beeinflussung durch schwache Magnetfelder und also durch deren „schwache Wirkung" entstehen könnte. Es dürfte allgemein bekannt sein, daß selbst die in Wohnungen anzutreffenden Magnetfelder angeschuldigt werden, das Krebswachstum zu begünstigen. Epidemiologische Indizien für die Möglichkeit solcher Wirkungen sind mehrfach erbracht worden (Lit. bei Schaefer 1991). Wenn es diese Form einer schwachen Wirkung gibt, muß das Magnetfeld zelluläre Veränderungen bewirken. Es gibt zwar eine große Zahl solcher Veränderungen, doch bleibt es völlig offen, ob diese Beobachtungen auch wirklich eine kanzerogene Wirkung beweisen. Das liegt daran, daß zwischen dem zellulären Ereignis und der Auslösung der Krankheit sehr viele Schritte liegen, die keinesfalls so klar sind, daß man die kanzerogene Natur eines Magnetfeldes bewiesen hätte.

Das noch weithin ungelöste Problem der „schwachen Wirkungen" ist also das der Umsetzung dieser Wirkungen in strukturelle Veränderungen. Diese Umsetzung ist in jedem Fall ein Problem, das in den Bereich der (pathologischen) Physiologie gehört. Insofern behandelt also unser Thema die Verbindungen von Physiologie und Pathologie.

## 4. Konsequenzen

Wenn – und soweit – die Theorie der schwachen Wirkungen einerseits, der vikariierenden Sterblichkeit andererseits, korrekt ist, sind einige Konsequenzen unabweisbar. Die erste und wichtigste Konsequenz betrifft die Toxikologie. Es ist sicher, daß viele toxische Wirkungen „schwache Wirkungen" sind. Man kann starke und schwache Wirkungen am besten daran unterscheiden, daß schwache Wirkungen in der Regel die Gesamtsterblichkeit nicht oder nur wenig erhöhen. Es kommt nur zu signifikanten Anstiegen bestimmter Krankheitsformen, z.B. bestimmter Krebslokalisationen. Stellt man derartige Steigerungen fest, so darf man nicht ohne weiteres auf einen entsprechenden Anstieg der Gesamtsterblichkeit schließen. Diese muß gesondert gemessen werden. Es bleibt natürlich die toxikologische Aussage korrekt, daß die beobachteten Steigerungen in der Häufigkeit pathogener Effekte den toxischen Agenzien (die also keineswegs immer chemischer Natur sein müssen, z.B. auch aus Strahlungen bestehen können) anzulasten sind. Das kann erhöhte Vorsichtsmaßnahmen rechtfertigen, vor allem weil keine der vorliegenden Messungen ausschließt, daß nicht das Leben durch die schwache Wirkung um ein Jahr oder mehr verkürzt worden sein könnte. Die Mutungsgrenzen sind nicht sehr genau.

Wo aber vikariierende Sterblichkeiten gefunden werden, haben präventive Maßnahmen eine relativ geringe Chance der Effektivität, eben weil die Ausschaltung eines pathogenen Faktors andere auftauchen läßt. Die medikamentöse Senkung des Cholesterins senkte z.B. in einer groß angelegten Studie das Infarktrisiko, ließ aber die Gesamt-Sterblichkeit unverändert (Rifkind 1984). Andere Beispiele lassen sich unschwer finden.

Wo ein toxisches Agens nur schwache Wirkungen ausübt, d.h. nur über vikariierende Sterblichkeiten wirkt, bei Konstanterhaltung der Gesamtsterblichkeit, wird es problematisch, für dieses Agens weitreichende und teure Eliminationsverfahren zu fordern. Es müßten die toxischen Gefahren genauer geprüft werden. Das trifft z.B. auf Dioxine zu, deren Toxizität ohnehin für den Menschen klein ist, aber, an der Population von Seveso meßbar, typische vikariierende Sterblichkeitsanstiege macht, wie oben gezeigt wurde (Bertazzi et al. 1989).

Mit diesen Bemerkungen wird aber nicht gesagt, daß es nicht ernsthafte Umweltgefahren gibt. Diese Gefahren werden nur allzu oft unkritisch übertrieben. Die Dramatik der Umweltgefahren äußert sich am ehesten in der sog. „Ungleichheits-Forschung", durch die uns klar geworden ist, daß das von allen hochgeschätzte Gut der Gesundheit sehr ungleich verteilt ist, und zwar insbesondere unter den Berufen. Nicht nur die Krebshäufigkeit ist beruflich sehr unterschiedlich hoch (Blohmke u. Reimer 1980), sondern auch die Häufigkeit vieler Krankheiten und sogar die Lebenserwartung (Lit. bei Steinkamp 1993). Einige der Gründe dieser Ungleichheit kennen wir: den Lebensstil, das präventive Verhalten und daraus folgend die Ungleichheit der Verteilung von Risikofaktoren. Die wichtigsten Zitate zu diesem uferlosen Thema findet man in dem von Siegrist (1993) herausgegebenen Sonderheft. Das Thema ist uralt, war anfangs stark sozioökonomisch gefärbt, z.B. bei J.P. Frank in seinem Vortrag über die Armut als „Mutter der Krankheiten" (1790), dann über Virchow, Mosse u. Tugendreich bis in unsere Zeit, wobei sich das Spektrum insbesondere der Verhaltensrisiken mit wachsendem Wohlstand total verändert hat, z.B. von der Armut der Arbeiterklasse in den allgemeinen Luxuskonsum.

Es bleibt bei der Analyse dieser Ungleichheits-Forschung das Problem der Wirkungsflüsse, das schon mit einer Kritik des Schichtbegriffs beginnt, worauf Steinkamp (1993) hinwies. Es bleibt die Frage, ob diese Ungleichheit eine Frage der genetisch bedingten Berufswahl sein könnte. („Man seaks his job"), oder ob das Risikoverhalten an der Wurzel der Wirkungen steht und es also massiv gehäufte „schwache Wirkungen" sein müßten, welche solche Ungleichheit bedingen. Oder ob wenige, lebens- oder berufsspezifische starke Wirkungen tätig werden. Diese Fragen werden nur durch neue Forschungsansätze, die sich des Paradigmas der Wirkungsformen annehmen, geklärt werden können.

## Literatur

Bertazzi PA, Zuchetti C, Pesatori AC, Guercileno S, Samarico M, Radice L (1989) Ten-year mortality study in the population involved in the Seveso incident in 1976. Am J Epidem 129:1187–1200

Blohmke M, Reiner F (1980) Krankheit und Beruf. Hüthig, Heidelberg

Davis DL, Hoel D, Fox J, Lopez AD (1990) International trends in cancer mortality in France, West Germany, Italy, Japan, England and Wales and the United States. Ann NY Acad Sci 609:5–48

Doerr W (1970) Allgemeine Pathologie der Organe des Kreislaufs. In: Altmann HW et al. (Hrsg.) Handbuch der allgemeinen Pathologie III/4. Springer, Berlin Heidelberg New York

Doerr W (1989) Über den Krankheitsbegriff – dargestellt am Beispiel der Arteriosklerose. Sitzungsber Heidelberger Akad Wiss, math-naturw Kl 2. Abh

Doerr W (1991) Ars longa, vita brevis. (Problemgeschichte kritischer Fragen. II). Springer, Berlin Heidelberg New York u. a.

Epstein FH (1982) Was ist ein Risikofaktor? In: Bock KD (Hrsg.) Risikofaktoren-Medizin. Vieweg, Braunschweig Wiesbaden

Folkow B, Hallbäck M et al. (1973) Importance of adaption changes in vascular design for establishment of primary hypertension, studied in man and in spontaneously hypertensive rats. Circul Res Suppl 32/33 I.-2-13

Gass R (1987) Krebsmortalität und Beruf. Soz Präventivmed 32:221–227

Hansen J, Olsen JH, Larsen AI (1994) Cancer morbidity among employees in a Danish pharmaceutical plant. Int J Epidemiol 23:891–898

Henry JP, Stephens PM (1977) Stress, health, and the social environment. Springer, New York Heidelberg Berlin

Kannel WB, Dawber TR, Kagan A, Revotskie JN, Stokes J (1961) Factors of risk in the development of coronary heart disease. Six year follow-up experience. Ann intern Med 55:33–50

Rifkind BM (1984) The lipid research clinics coronary primary prevention trial results. J amer med Ass 251(3):351–374

Rothman KJ (1990) A sobering start for the cluster buster's conference. Am J Epidemiol 132:6–13

Schaefer H (1991) Gefährden Magnetfelder die Gesundheit? Sitzungsber Heidelberger Akad Wiss, math-naturw Kl, 4. Abh

Schaefer H (1992) Modelle in der Medizin. Sitzungsber Heidelberger Akad Wiss, math-naturw Kl, 1. Abh

Steinkamp G (1993) Soziale Ungleichheit, Erkrankungsrisiko und Lebenserwartung: Kritik der sozialepidemiologischen Ungleichheitsforschung. Soz Präventivmed 38:11–122

Theriault G, Goldberg M, Miller AB et al. (1994) Cancer risks associated with occupational exposure to magnetic fields among electric utility workers in Ontario and Quebec, Canada and France: 1970–1989. Amer J Epidemiol 139(6):550–572

Wynder EL (1990) Epidemiologic issues in weak associations. Int J Epidemiol 19(3) Suppl 1:55–57

## Krankheitsforschung unter morphologischen Gesichtspunkten

H. F. Otto

Krankheitsforschung beinhaltet zunächst die Aufklärung der formalen und kausalen Pathogenese krankhafter Reaktionen innerhalb eines Organismus. Wenn Krankheitsforschung in diesem Sinne und unter Einbindung ätiologischer Faktoren erfolgreich ist, sollten aus den Ergebnissen auch krankheits-präventive Konzepte entwickelt werden können. So gesehen ist Krankheitsforschung ein komplexer und interdisziplinär ausgelegter Wissenschaftsbereich. Krankheitsforschung ist weder an eine bestimmte medizinische Disziplin, noch an eine besondere Methode gebunden, aber in besonderer Weise methoden-abhängig.

Krankheitsforschung, die methodisch der Morphologie verpflichtet ist, analysiert einen spezifischen Aspekt krankhafter Reaktionen und ist im ureigensten Sinne das Anliegen der Pathologie (Doerr 1958–1984, Rothschuh 1981). Daß Pathologie (Schadewaldt 1952) in diesem Sinne Morpho-Pathologie (Altmann 1990) ist, daß sie Krankheitsforschung also primär mit morphologischen Methoden betreibt, auch heute noch, ist zunächst historisch zu verstehen.

1761 erschien das epochale Werk Morgagnis „De sedibus et causis morborum per anatomen indagatis", eine epikritische Zusammenstellung subtiler Obduktionsergebnisse mit zuvor erhobenen anamnestischen Daten und klinischen Befunden (Abb. 1) (vgl. auch: Becker 1961). Morgagni hat damit eine Methode der Krankheitsforschung begründet, die man als klinisch-anatomische Methode bezeichnen und die in letzter Konsequenz dem solidar-pathologischen Konzept zugeordnet werden kann (Schipperges 1993). Morgagni sucht mit Hilfe obduktionstechnischer Verfahren den anatomisch definierbaren Ort krankhafter Reaktionen im Organismus, um erst dann nach den Ursachen dieser Reaktionen zu fragen. Abgesehen vielleicht von Théophile Bonet mit seinem „Sepulchretum" (Abb.2) (Buess 1951) und verschiedenen Vorarbeiten für eine anatomisch begründete Krankheitsforschung durch die sog. Schaffhauser Schule und durch Jean François Fernel (1497–1558 [Medicina 1554]) in Paris (Doerr 1974), war Morgagnis „De sedibus et causis morborum" der Beginn einer morphologisch begründeten und klinisch orientierten Krankheitsforschung.

Nach Virchow (1894) liegt die Bedeutung des Morgagnischen Werkes vor allem auch in der methodologischen Haltung: *„Es war keineswegs ein blosses Sammel- und Nachschlagewerk, ..., es war vielmehr ein methodologisches Handbuch, – und auf der anderen Seite war der Zweck des Buches nicht die Förderung der Anatomie als einer reinen Wissenschaft, sondern die Entwicklung derselben zu einer Fundamentalwissenschaft der praktischen Medicin."*

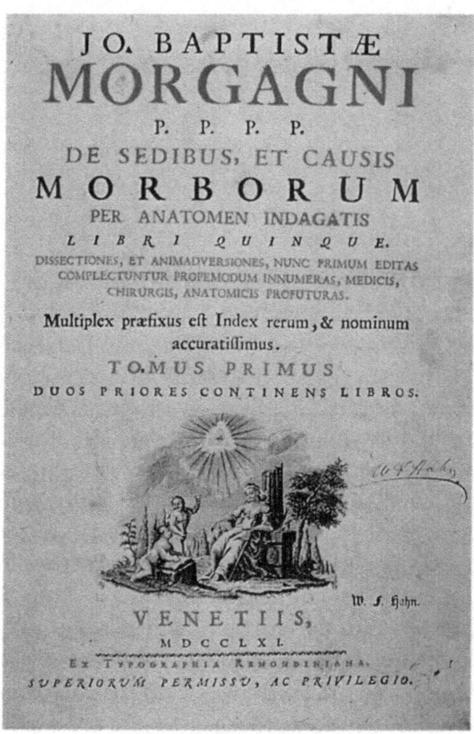

JO. BAPTISTÆ
MORGAGNI
P. P. P. P.
DE SEDIBUS, ET CAUSIS
MORBORUM
PER ANATOMEN INDAGATIS
LIBRI QUINQUE.
DISSECTIONES, ET ANIMADVERSIONES, NUNC PRIMUM EDITAS
COMPLECTUNTUR PROPEMODUM INNUMERAS, MEDICIS,
CHIRURGIS, ANATOMICIS PROFUTURAS.
Multiplex præfixus est Index rerum, & nominum
accuratissimus.
TOMUS PRIMUS
DUOS PRIORES CONTINENS LIBROS.

W. F. Hahn.

VENETIIS,
MDCCLXI.
EX TYPOGRAPHIA REMONDINIANA.
SUPERIORUM PERMISSU, AC PRIVILEGIO.

**Abb. 1.** Giovanni Battista Morgagni (1682–1771), De sedibus et causis morborum per anatomen indagatis (1761). Titelvignette

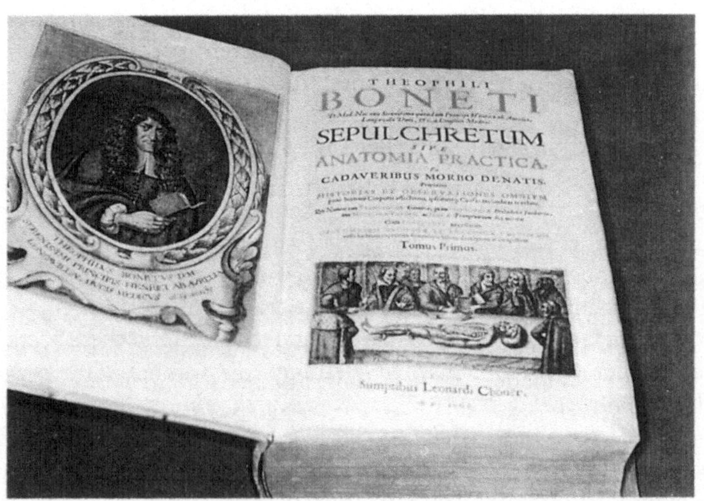


**Abb. 2.** Theophilus Bonetus (1620–689), Sepulchretum (1679). Titelvignette

Virchow (1894) sah also im Werk Morgagnis die zentrale wissenschaftliche Erkenntnis der damaligen Zeit, und er betonte nachdrücklich, daß eben durch Morgagni *„der naturwissenschaftliche Weg der Untersuchung"*, also der Krankheitsforschung, vorgezeichnet sei.

Die Morgagnische Konzeption einer morphologisch begründeten Krankheitsforschung wurde für die abendländische Medizin bestimmend und war die entscheidende Voraussetzung ihrer großen (klinischen) Erfolge (Ernst 1926, Pagel 1974, Doerr 1974–1985). Sie war gewissermaßen zu einem Programm mit bemerkenswert innovativer Wirkung geworden.

Die von Morgagni begründete klinisch-morphologische Krankheitsforschung, zunächst noch ganz im Sinne einer Anatomia practica („per anatomen indagatis"), erfuhr im Gefolge etwa der Arbeiten von Franz Julius Ferdinand Meyen (1830), Matthias Jakob Schleiden (1838) und Theodor Schwann (1839) (ausführliche Diskussion bei Cremer [1985]) und durch die Einführung mikroskopischer Techniken nunmehr auch in der morphologischen Krankheitsforschung eine wesentliche Vertiefung und Bestätigung. Mit der Entwicklung dieser Techniken war gleichsam eine neue, die zelluläre und subzelluläre Dimension der morphologischen Krankheitsforschung eröffnet.

Im Gefolge dieses methodischen Fortschrittes konnte 1858 nach gründlichen Vorarbeiten in Würzburg (Die Vorlesungen Rudolf Virchows ... 1930)[1] Virchow schließlich seine Zellularpathologie, wesentlich mitbestimmt durch die Arbeiten des Würzburger Anatomen Kölliker, in Berlin vortragen. Die Virchowsche Zellularpathologie war in letzter Konsequenz die Überwindung der sog. Blastemlehre. Die historischen Bedingungen, unter denen schließlich Virchows Zellularpathologie entstehen konnte, sind u.a. von Paul Ernst mehrfach dargestellt worden (1914, 1915). Nach Doerr (1958) liegt die historische Bedeutung der Zellularpathologie darin, *„daß sie in einer Zeit großer wissenschaftlicher Verwilderung die Autorität der Tatsachen herausstellte"*.

Durch den methodischen Fortschritt (Mikroskopie, Histologie) wurde Morgagni mit seinem Werk „De sedibus et causis morborum" auf der zellulären Ebene dahingehend neu definiert, daß die Zelle nunmehr *„der letzte Träger des Lebens und damit auch der eigentliche Träger - oder Schauplatz - der Krankheitsvorgänge sei"* (Altmann 1990).

In der späteren Forderung Virchows, die pathologische Anatomie zu einer pathologischen Physiologie weiterzuentwickeln, darf man zunächst auch die Notwendigkeit einer *„funktionellen Interpretation der jeweils nachweisbaren*

[1] *„Alles, was über die medizinische Doktrin im ganzen gesagt wurde, dies alles reduziert sich in das kurze Resultat, das wir sowohl als die Grundlage für die normalen als für die pathologischen Vorgänge, die Zelle, erkannt haben. Die Einheit, welche die verschiedenen Schulen gesucht haben, diese haben wir allerdings zugestanden, aber wir haben sie nur in der Zelle wiedergefunden, und so können wir schließlich auch sagen, daß die Einheit, welche wir für die Krankheit auch brauchen, nicht gesucht werden kann in einem ens morbidum, welches außerhalb der Krankheit liegt, sondern wir können sie einfach auch wieder in der Zelle suchen..."*

*Strukturveränderungen"* sehen (Altmann 1990). Schließlich sind Struktur und Funktion untrennbare Dimensionen ein und derselben Sache (Ernst 1932).

Die „pathologische Physiologie" Virchows hat aber die grundsätzliche Bedeutung der „Morpho-Pathologie" nie in Frage gestellt. Und auch die weiteren Entwicklungen der wissenschaftlichen Medizin haben *„das zentrale Prärogativ der Zelle"* (Pagel 1974) nie ernsthaft kompromitieren können. Virchow habe in der Zelle – so Walter Pagel (1974) – *„das Band gefunden, das die Medizin in allen ihren Fächern und Belangen einigt. Darin scheint der letzte Sinn seiner Zellularpathologie zu liegen, und in diesem Sinne darf sie auch jetzt noch allgemeine Geltung beanspruchen."* Virchow selbst formuliert in seiner berühmt gewordenen Morgagni-Rede von 1894: *„Die Forschung über die Sedes morbi ist von den Organen zu den Geweben und von den Geweben zu den Zellen fortgeschritten."*

Erlauben Sie in diesem Zusammenhang einen kurzen Rückblick auf die Anfänge der Heidelberger Pathologie und damit auf die Arbeiten von Julius Arnold (1835–1915). Das wissenschaftliche Werk von Julius Arnold zeichnet sich zunächst durch eine erstaunliche Vielseitigkeit aus. Im Jahre 1879 berichtete Arnold über die feinere Struktur der Zellen unter normalen und pathologischen Bedingungen (Ernst 1915, 1916, Doerr 1985). Mit den ihm zur Verfügung stehenden Methoden hat Julius Arnold in den letzten 20 Jahren seiner wissenschaftlichen Arbeit die Analyse der subzellulären Strukturen unter ausgesprochen modernen Aspekten betrieben. Er beschrieb Veränderungen des Zellkernes mit atypischen Kernteilungsfiguren, die er in Tumorzellen fand, fädige Filamente (Abb. 3), die wir heute dem Zytoskelett zuordnen, granuläre Strukturen (Plasmosomen, Plasmomiten) und die Intergranularsubstanz, die Arnold das Protoplasma im engeren Sinne nannte. Arnold sah in den Plasmosomen *„kleinste Laboratorien des Zellstoffwechsels, die der Resorption, Assimilation, Metathese, Synthese und Sekretion dienen"*. 1914, ein Jahr vor seinem Tode, erschien sein Buch „über Plasmastrukturen und ihre funktionelle Bedeutung", die Zusammenfassung einer 20jährigen Arbeit. Arnold erweist sich in diesen Arbeiten als geschickter Experimentator und als genialer Interpret der morphologischen Befunde und weist insofern neue Wege in der *„notwendigen Verbindung von zellulärer Morphologie und Physiologie"*.

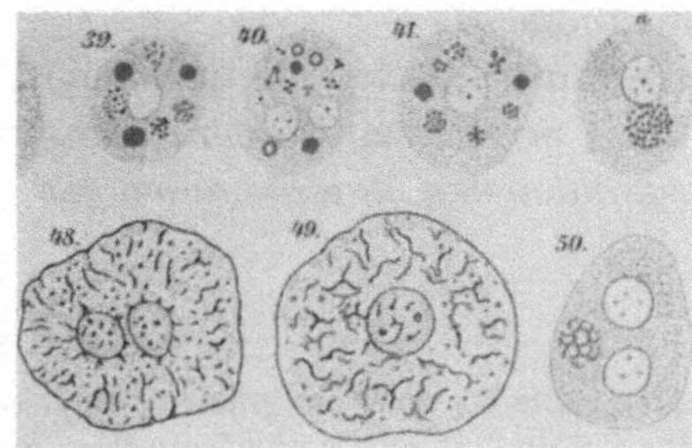


**Abb. 3.** Julius Arnold (1835–1915), filamentäre und granuläre Zellstrukturen, die heute teilweise dem Zytoskelett und bestimmten Zellorganen als „kleinsten Laboratorien des Zellstoffwechsels" zugeordnet werden. Reproduktion einer Farbtafel (Ausschnitt) aus dem Arnoldschen Buch „Über Plasmastrukturen und ihre funktionelle Bedeutung" (Fischer, Jena 1914) (vgl. auch: Bräunig & Doerr 1994)

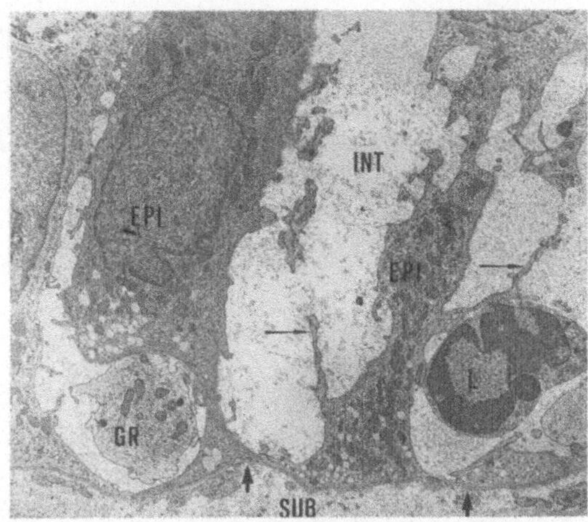


**Abb. 4.** Morbus Crohn, Dünndarm. Enterozytäres Epithel (EPI), teilweise „degenerativ" verändert, mit tentakelartigen Zytoplasmafäden (lange Pfeile). Ödematös verbreiterte Interzellular-Räume (INT). Innerhalb der Lamina epithelialis mucosae Granulozyten (GR) und Lymphozyten (L). Subepitheliales Öden (SUB). Konstrastierung: Uranylacetat und Bleicitrat. Vergrößerung: 1:6000 (aus Otto & Gebbers 1981)

Seither ist die Dimension der subzellulären Strukturen, die strukturelle Analyse also der Zelle und damit des zellulären ens morbi, durch die Entwicklung neuer Methoden und Techniken, etwa der Elektronenmikroskopie, weiter erschlossen worden (Abb. 4 und 5). Zudem haben die modernen Techniken der Immunhistologie und der Molekularbiologie die funktionelle Interpretation morphologischer Strukturen in einer bisher nicht geahnten Weise möglich gemacht.

Die sozusagen konventionelle morphologische Krankheitsforschung hat in letzter Konsequenz die phänotypische Beschreibung pathologischer Befundkonstellationen auf zellulärer und geweblicher Ebene nie wirklich überwinden können. Die Ergebnisse klinischer Obduktionen haben immer nur finale Krankheitssituationen objektivieren können.Gleichwohl waren es die jederzeit nachprüfbaren und experimentell auch reproduzierbaren Ergebnisse der Obduktion, die die klinische Medizin in vergleichsweise kurzer Zeit nachhaltig revolutioniert haben (Krehl 1927, Buchborn 1981). Die Pathomorphologie war die zentrale theoretische Disziplin der Medizin und Grundlage jeder Krankheitslehre. Krankheit wurde definiert, was als spezifische klinische Manifestation durch spezifische anatomische Veränderungen verursacht wurde und durch die Zeitgestalt eines spezifischen Verlaufes charakterisiert war (Buchborn 1981). *„Diese begriffliche Abgrenzung von Krankheitseinheiten durch pathologisch-anatomische Determinanten und die Anwendung ihrer Nomenklatur auch für die klinische Nosologie spiegelt sich bis heute in vielen unserer diagnostischen Begriffe"* wider (Buchborn 1981). Auch heute noch gilt, daß wir von einem kranken Menschen niemals so viel wissen, daß auf die erkenntniskritischen Möglichkeiten der Obduktion verzichtet werden könnte.

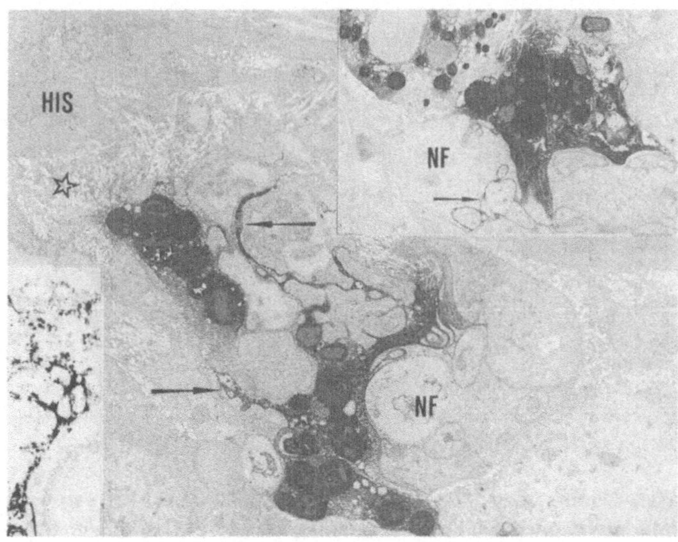


**Abb. 5.** Morbus Crohn, Dünndarm, Ultracytochemische Darstellung von Peroxidase und saurer Phosphatase (Inset, links). Peroxidase und saure Phosphatase sind z.T. im Interzellularraum (Pfeile), z.T. in enger Assoziation zu Nervenfasern (NF) und Schwannschen Zellen nachweisbar. Histiozytäre Zellen (HIS). Collagenes Bindegewebe (Stern). Peroxidase und saure Phosphatase im Interstitium wirken zyto- und histo-lytisch und führen so zu Gewebsdestruktionen. Unkontrastiert, Vergrößerung 1:11000 (aus Otto & Gebbers 1981)

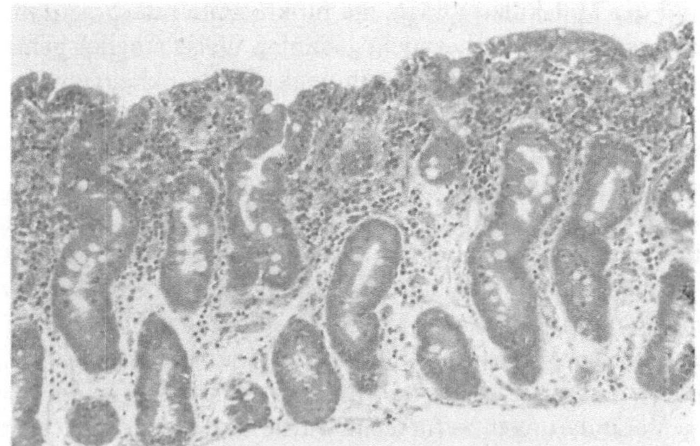

**Abb. 6.** Floride Coeliakie, Dünndarm-Biopsie. Totale Zottenatrophie und Kryptenhyperplasie. In der Lamina epithelialis mucosae zahlreiche lymphoide Rundzellen. Im Schleimhautstroma ein dichtes Infiltrat aus Lymphozyten und Plasmazellen. Die Schleimhautveränderungen beruhen auf einer immunologisch vermittelten Intoleranz-Reaktion der Dünndarmschleimhaut gegenüber verschiedenen Gliadinfraktionen. Hämatoxylin-Eosin-Färbung, Vergrößerung 1:125

Mit der Entwicklung bioptischer Techniken und ihrer Einführung in die klinische Diagnostik war durch wiederholte Biopsien erstmals die Möglichkeit geschaffen, auch auf der Ebene des morphologischen Befundes den Zeitfaktor und damit den immer möglichen Struktur- und Gestaltwandel, die Dynamik, das Prozeßhafte einer Krankheit im Ablauf der Zeit, spontan oder therapiebeeinflußt, zu analysieren. Damit war auch der erste Ansatz einer funktionellen Interpretation der ja durchweg statischen Befundkonstellation der Morphologie möglich geworden.

Ich darf das am Beispiel der gluten-sensitiven Enteropathie, der Coeliakie, erläutern: Die Coeliakie ist als eigenständiges Krankheitsbild seit 1887/88 bekannt. Die klinischen Symptome können ausgesprochen vielgestaltig und variabel sein. Seit Jahren wird zudem ein Wechsel im klinischen Erscheinungsbild mit der Entwicklung oligosymptomatischer Formen beobachtet (Übersicht: Marsh 1992). Die Coeliakie ist definiert als persistierende und permanente Intoleranz-Reaktion der Dünndarmschleimhaut gegenüber verschiedenen Glutenfraktionen. Eine morphologisch begründete Diagnose war erst mit der Einführung der blinden Dünndarm-Saugbiopsie möglich (Übersicht: Otto 1983, 1991). Systematische Untersuchungen an Biopsiepräparaten haben gezeigt, daß sich der Coeliakie-typische Befund in klinisch floriden Krankheitsphasen in Form einer totalen bzw. subtotalen Zottenatrophie und Kryptenhyperplasie manifestiert (Abb. 6).

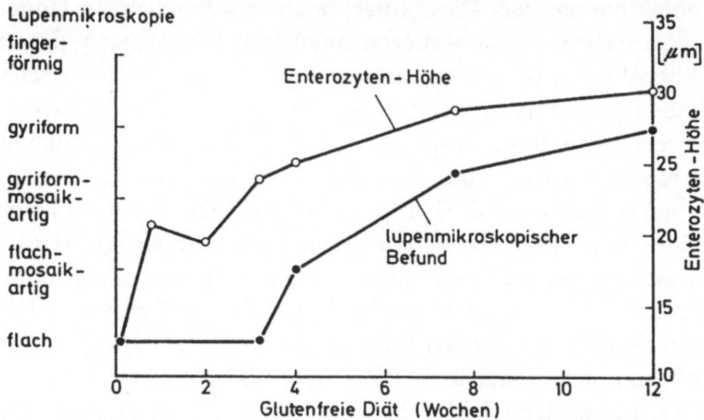


**Abb. 7.** Die Normalisierung der Zottenarchitektur und der Enterozytenhöhe der Dünndarmschleimhaut unter glutenfreier Diät bei Coeliakie (aus Otto et al. 1987 [unter Zugrundelegung eigener Befunde modifiziert nach Stewart 1974])

Unter einer strikt und lebenslang eingehaltenen glutenfreien Diät sind die morphologisch faßbaren Schleimhautveränderungen mehr oder weniger reversibel (Abb. 7). Eine erneute Glutenexposition führt innerhalb kurzer Zeit wiederum zu den typischen Schleimhautveränderungen einer nicht behandelten Sprue. Unter diagnostischen Aspekten wurde die perorale Dünndarmbiopsie unverzichtbar.

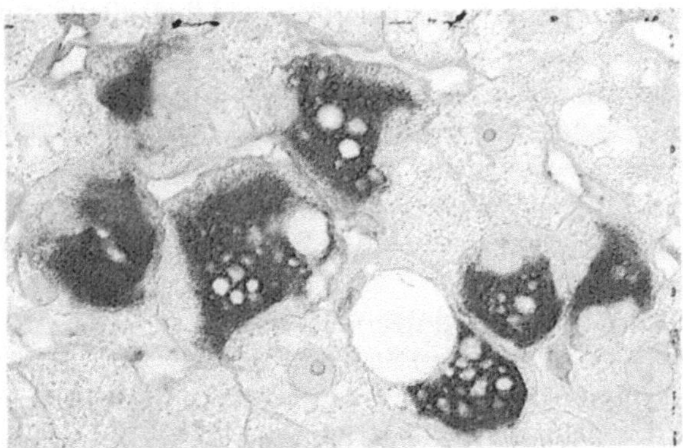

**Abb. 8.** Leberbiopsie, Virus-B-Hepatitis. Immunhistologische Darstellung des sog. Surface-Antigens (Hbs) im Zytoplasma einer Virus-infizierten Leberzelle. Anti-HBs, Vergrößerung 1:500

Sie war lange Zeit sicher auch die einzig zuverlässige diagnostische Methode, die zudem in Form sequenzieller Biopsien die Krankheitsdynamik und die möglichen Komplikationen objektivieren konnte. Der morphologische Befund war sozusagen zu einem diagnostischen Dogma erhoben worden: Coeliakie ist nur das, was sich eindeutig in Form eines krankheits-typischen intestinalen Schleimhautbefundes objektivieren ließ. Diese Interpretation sollte sich für längere Zeit als nicht eben förderlich in der weiteren intellektuellen Auseinandersetzung mit dem Krankheitsbild erweisen. Immun-serologische und -histologische Untersuchungen haben schließlich gezeigt, daß neben den morphologischen Veränderungen verschiedene immuno-pathische Reaktionen das Krankheitsbild der Coeliakie charakterisieren und auch diagnostisch eingesetzt werden können. Diese Ergebnisse haben schließlich dazu geführt, daß der morphologische Befund in seiner oben dargelegten Form zumindest für ein größeres Patienten-Kollektiv relativiert werden muß. Man spricht heute von einem „Gluten Sensitivity Complex" mit cutanen (Dermatitis herpetiformis Duhring), oralen (rezidivierende Aphthen), nephrogenen (IgA-Nephropathie), arthrogenen und intestinalen Manifestationen (Tabelle 1). Dabei zeigt die glutensensitive Enteropathie klinisch und morphologisch durchaus unterschiedliche Manifestationsformen (Marsh 1992, Arranz & Ferguson 1993), die alle – und das ist sozusagen der klinisch-praktische Wert der neuen Konzeption – mit einem hohen Risiko belastet sind, im Krankheitsverlauf maligne Neoplasien (Lymphome [Möller et al. 1989], Carcinome) zu entwickeln.

Das neue pathogenetische Konzept des „Gluten Sensitivity Complex" ist u.a. die Konsequenz einer neuen Methode, die inzwischen auch zum Repertoire der Morpho-Pathologie gehört: die moderne Immunhistologie mit monoklonalen Antikörpern. Mit diesen Techniken begann fraglos eine neue Ära der Pathologie und damit der morphologisch begründeten Krankheitsforschung. Diese Techniken eröffnen uns die Möglichkeit der funktionellen Interpretation morphologisch faßbarer Strukturveränderungen und im Einzelfall durchaus auch ätiologischer Aussagen (Abb. 8).

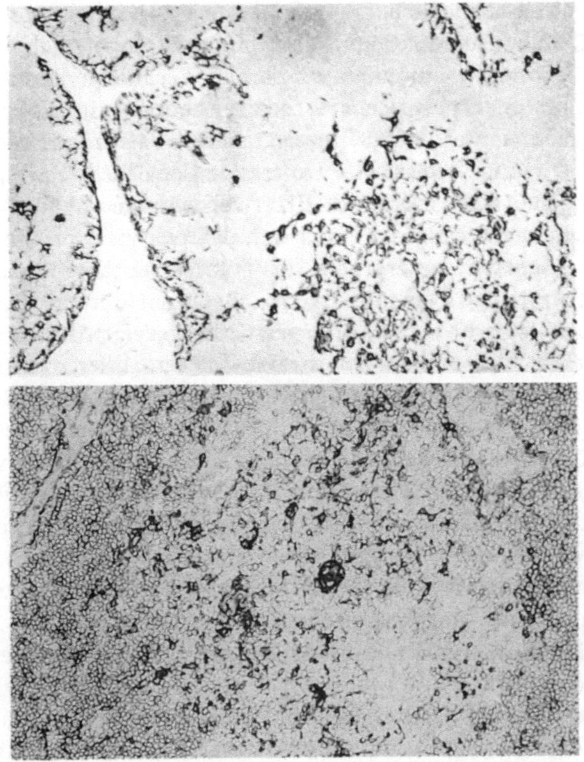

**Abb. 9.** Immunhistologie des normalen Thymus: a) Reaktionsmuster mit dem monoklonalen Antikörper RFD-4 (Bofill et al. 1985) gegen medulläre und subkapsuläre Epithelzellen des Thymus (vgl. auch: Hofmann et al. 1989). Vergrößerung 1:180. b) Immunhistologische Doppelmarkierung epithelialer Thymuszellen (braun) und der thymischen T-Lymphozyten (blau) mit jeweils monoklonalen Antikörpern. Vergrößerung 1:120

**Tabelle 1.** Gluten-Überempfindlichkeit [„Gluten Sensitivity Complex" (Arranz & Ferguson 1993)]

| Organmanifestationen [50–60 % asymptomatisch] |
|---|
| Dermatitis hepetiformis Duhring |
| Rezidivierende orale Aphthosen |
| IgA-Nephropathie |
| Gelenkentzündungen |
| Permanente Gluten-sensitive Enteropathie: Coeliakie, einheimische Sprue |

Auch hierzu ein Beispiel aus dem engeren Arbeitsbereich des Heidelberger Instituts: Bis vor wenigen Jahren schien die orthologische Grundstruktur des Thymus dahingehend geklärt zu sein, daß inmitten eines epithelialen „Retikulums" (Abb. 9) ausschließlich T-Lymphozyten vorkommen und hier ihre intrathymische Reifung zu funktions-, also immun-kompetenten Lymphozyten erfahren. Mit den neuen immunhistologischen Techniken unter Anwendung monoklonaler und linienspezifischer Antikörper konnte erstmals 1987/88 (Isaacson et al. 1987, Hofmann et al. 1988) gezeigt werden, daß in normalen Thymi intramedulläre B-Lymphozyten mit der Expression der B-Zell-restringenten Differenzierungsantigene (z.B.: CD20 und CD22) vorkommen (Abb. 10). Im Gefolge dieser Untersuchungen zeigte sich sehr bald, daß ein unter diagnostischen und nosologischen Aspekten außerordentlich problematischer Mediastinaltumor (Abb. 11) den thymischen B-Lymphozyten zugeordnet werden muß. Weitergehende immunhistologische Untersuchungen haben gezeigt, daß das Markerprofil der lymphozytären Tumorzellen der extrafollikulären Differenzierungsstufe der B-lymphozytären Reifung entspricht (Möller et al. 1986, 1987, 1989, Momburg et al. 1987). Obwohl die lymphozytären Tumorzellen B-Lymphozyten-spezifische Antigene exprimieren, sind sie offenbar nicht in der Lage, Immunglobuline zu synthetisieren.Diese primär thymischen B-Zell-Lymphome zeigen zudem auffällig häufig Verluste verschiedener Histokompatibilitätsantigene, die auf normalen B-Lymyphozyten in hoher Antigendichte exprimiert werden (Tabelle 2). Die Entdeckung des primär thymischen B-Zell-Lymphoms zeigt, in welch hohem Maße auch die mit morphologischen Methoden betriebene Krankheitsforschung abhängig ist von der Entwicklung und Einführung neuer, sozusagen innovativer Techniken.

Durch molekular-biologische und molekular-genetische Methoden wurde schließlich eine weitere und grundsätzlich neue Dimension der Krankheitsforschung erschlossen. Analysen des genetischen Materials wurden unter anderem möglich durch die Entwicklung moderner RNA- und DNA-Hybridisierungstechniken, etwa der Fluoreszenz-in situ-Hybridisierung (FISH), der sog. Vielfarben-FISH, oder jener Techniken, die eine hochauflösende Analyse von

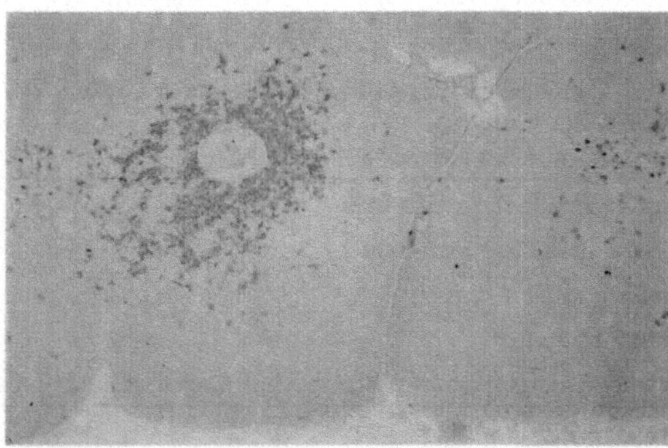

**Abb. 10.** Kryostatschnitt eines infantilen Thymus. Der B-Lymphozyten-spezifische monoklonale Antikörper L26 markiert B-Lymphozyten, die in diesem Alter überwiegend in der Umgebung der Hassall'schen Körperchen angesiedelt sind. AEC/Hämalaun, Vergrößerung 1:87 (vgl. auch: Möller et al. 1989)

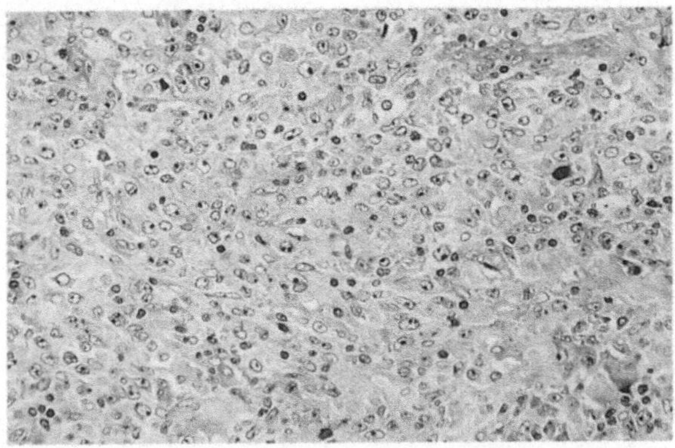

**Abb. 11.** Histologie des primär mediastinalen (thymischen), groß- und hellzelligen B-Zell-Lymphoms. Hämatoxylin-Eosin, Vergrößerung 1:180

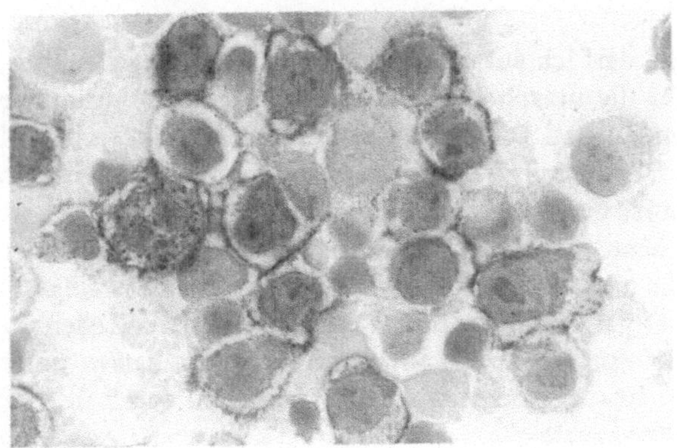

**Abb. 12.** Darstellung des Interleukin 2-Rezeptors (APAAP-Methode) auf Lymphozyten, die mit Lipopolysacchariden stimuliert wurden. Vergrößerung 1:430

chromosomalen Aberrationen auf Metaphase-Chromosomen, im Interphasekern und auf sog. „extended chromatin"-Strukturen. Mit diesen Methoden können nicht nur pathologische Genprodukte, sondern die abartigen Gene selbst und die genetischen Defekte erkannt und lokalisiert werden.Es geht um grundsätzlich neue Möglichkeiten in der Diagnostik, Therapie und in der Prävention. Und es geht darum, daß sich aus diesen neuen Methoden schlußendlich gentechnologische Therapieansätze (Halter 1994) entwickeln lassen, die unter Umständen dazu geeignet sein könnten, das genetische Material eines Menschen, also seine genetische Individualität, zu manipulieren. Das Problem liegt darin, daß molekulargenetische Techniken der „prädiktiven Medizin" eine grundsätzlich neue Dimension gegeben haben, „*sowohl hinsichtlich ihrer individualprognostischen Präzision als auch in Bezug auf ihre Einsatzbreite*" (Schmidtke 1992).

**Tabelle 2.** Primäre groß-[hell]zellige B-Zell-Lymphome. Immunphänotypische Charakterisierung (Möller et al. 1986–89, Momburg et al. 1987)

| | |
|---|---|
| Positiv | CD19, CD20, CD22, CD37, CD40 [CD45 RA] |
| Inkonstant | CD11c, CD23 |
| Negativ | CD5, CD10, CD21, CD30 [CD2, CD3] |
| Defekte der HLA-A,B,C-Expression | |
| Defekte der HLA-D(R)-Expression | |
| Defekte der Immunglobulin-Expression | |
| Inkonstante Sklerose | |
| Inkonstanter Nachweis von Thymus-Epithel | |

CD: Cluster of differentiation, cluster of determinants (international standardisierte Nomenklatur mit fortlaufender Numerierung für Zelloberflächenstrukturen, die selektiv als Differenzierungsantigene von Leukozyten exprimiert werden und durch die Bindung verschiedener monoklonaler Antikörper nachgewiesen werden können.

Abschließend darf ich auf einen weiteren Aspekt eingehen, der in den letzten Jahren auch für die morphologische Krankheitsforschung immer mehr an Bedeutung gewonnen hat. Die funktionelle Integrität eines vielzelligen, komplex strukturierten Organismus wird nur verständlich vor dem Hintergrund eines geordneten Ablaufes einer Vielzahl „kommunikativer" Prozesse auf zellulärer und molekularer Ebene. Vielzellige Organismen sind gekennzeichnet durch räumlich-strukturelle und zeitliche Ordnungsphänome. Die jeweiligen Bausteine derart komplexer Organismen, bestimmt charakterisierbare Zellen und Zellsysteme, erhalten im Gefolge einer vielschichtigen Kommunikation untereinander ihre jeweils gewebs- bzw. organspezifische Prägung und damit ihre funktionelle Determination (Otto 1992).

Im Rahmen der biologischen Evolution haben sich wenigstens zwei Kommunikations-Systeme entwickelt: das Nervensystem mit einer vergleichsweise schnellen und „elektrisch vermittelten" Informationsübertragung und ein humorales System mit langsamer und „chemisch vermittelter" Informations- und Signalübertragung. Beide Systeme sind störanfällig; insofern spielen sie in der Krankheitsforschung eine nicht unerhebliche Rolle.

Seit der Mitte der 70er Jahre weiß man, daß immun-kompetente und immunassoziierte Zellen eine Fülle löslicher und z.T. hochspezifischer Mediatorsubstanzen sezernieren, die in außerordentlich komplexen Regelkreisen jeweils ihre Entwicklung, Differenzierung, Proliferation und biologische Aktivität beeinflussen und kontrollieren und eine engmaschige Kommunikation zwischen den einzelnen Zelltypen aufrechterhalten. Physiologische und pathologische B-Zell-Antworten und T-Zell-Reaktionen unterliegen der Kontrolle des T-zellulären Systems. Die regulatorischen Funktionen der T-Lymphozyten werden entweder durch einen direkten Zell-Zell-Kontakt oder über Zytokine realisiert, die aufgrund der geringen Konzentration, in der sie von Immunzellen sezerniert werden, nur über eine kurze Diffusionsstrecke hinweg wirksam sind. Wir können in der Gewebekultur durch jeweils spezifische Veränderungen des Kulturmediums zellphysiologische und funktions-analytische Untersuchungen durchführen bis hin zur topographisch exakt erfaßbaren Darstellung bestimmter Rezeptorstrukturen (Abb. 12). Diese zunächst grundlagen-orientierten Untersuchungsverfahren haben unsere Vorstellungen zur Pathogenese verschiedener Krankheiten grundsätzlich revidiert und sie sind zudem in der diagnostischen Pathologie anwendbar.

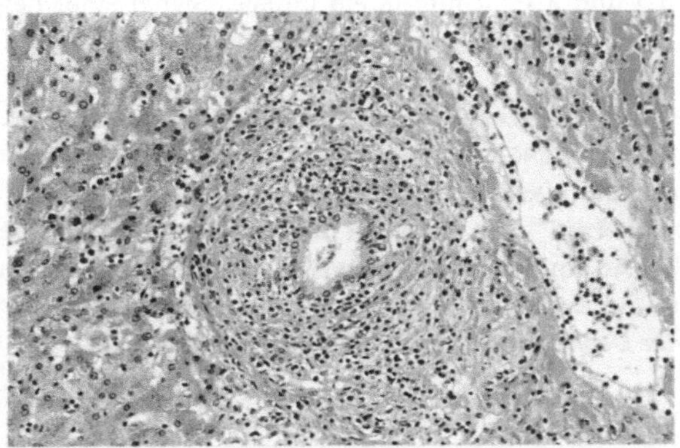

**Abb. 13.** Leberbiopsie aus einer transplantierten Leber. Histologische Kriterien einer akuten Rejektion: portales Infiltrat aus mononukleären Rundzellen, z.T. Granulozyten; entzündliche Gallengangsläsionen; sog. Endothelialitis. Hämatoxylin-Eosin, Vergrößerung 1:50 (Original)

Die Organtransplantation ist belastet durch die Hypothek einer immer möglichen Transplantatabstoßung, die bei allogenen Transplantationen auf einem genetisch definierten Polymorphismus der Transplantationsantigene beruht. Der therapeutische Effekt einer immun-suppressiven Therapie wird mitbestimmt durch den Zeitpunkt der Rejektions-Diagnose. Für die immunologisch begründete Abstoßung eines transplantierten Organes, etwa einer Leber, gibt es gut definierte morphologische Kriterien, die im Einzelfall aber erst relativ spät eine eindeutige Rejektions-Diagnose erlauben. Der außerordentlich komplexe und in vielen Punkten keineswegs geklärte Mechanismus einer Transplantat-Abstoßung beruht u.a. auf Fehlregulationen verschiedener Zytokine, auf die ich im einzelnen nicht eingehen kann. Ihre grundsätzliche Bedeutung aber soll kurz dargestellt werden . Aktivierte T-Lymphozyten produzieren Zytokine, z.B. Interleukin 2 und 4 oder auch proinflammatorische Zytokine, die teils autokrin, teil parakrin wirksam werden. Interleukin 2 ist beispielsweise für die Proliferation von $T_H$-Zellen und zytotoxischen T-Zellen ($T_c$) notwendig. Im Endeffekt kommt es zu einer Zytokin-vermittelten zellulären Immunreaktion gegen das transplantierte Organ. Die histomorphologisch faßbare Reaktion (Abb. 13) gegen das transplantierte Organ stellt sozusagen das Endstadium von immun-regulatorischen Vorgängen innerhalb eines Transplantates dar, die u.a.durch Zytokine vermittelt werden. Es müßte also mit geeigneten Methoden möglich sein, diese Zytokine hinsichtlich ihrer veränderten Expression zu erfassen. Mittels moderner molekularbiologischer Techniken ist das durchaus auch möglich. Die Abbildung 14 zeigt die Interleukin-Expression im Gewebe (Leberbiopsien), und zwar auf der Ebene der m-RNA. Interleukin 2 und 4 sind bei akuten Abstoßungsreaktionen als einzige signifikant erhöht. Die Bedeutung dieses Befundes wird deutlicher, wenn man die sequentielle Expression von Zytokinen zum klinischen Verlauf akuter Rejektionsprozesse untersucht (Abb. 14). Die hochregulierte Expression von Interleukin 2 und 4 stellt mithin ein initiales Signal einer beginnenden Rejektion dar (Literatur aus dem eigenen Arbeitskreis: Gaweco et al. 1993 und 1994).

Nach Altmann (1990) *verdankt „die Pathomorphologie ihre Existenz und ihre Existenzberechtigung nicht einer besonderen Methodik..., sondern einer besonderen Denkungsart, die einem Grundbedürfnis des Menschen, dem der Anschaulichkeit, zuzuordnen ist."* Das war auch die primäre Intention Goethes[2], der den Morphologie-Begriff im Sinne einer ständigen Metamorphose, eines permanten Gestaltwandels und damit im Sinne jener *„besonderen Denkungsart zur Erfassung biologischer Urphänome"* (Altmann 1990) geschaffen hat.

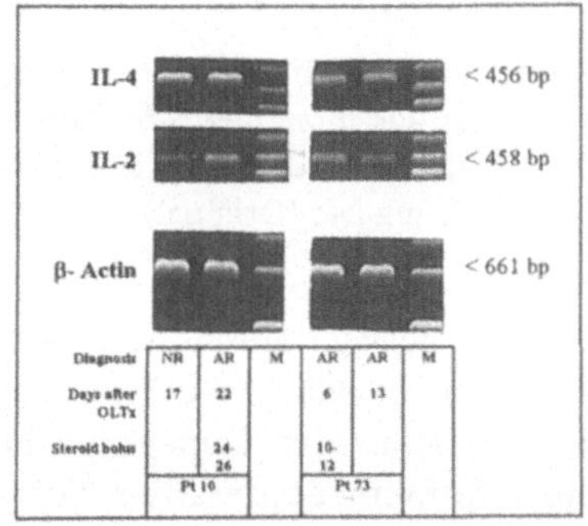


**Abb. 14.** Interleukin-Expressionsmuster (mRNA). Leberbiopsien, Agarose-Gel (Kontrolle: β-Actin). Patient „10" (Pt 10) zeigt zum Zeitpunkt der ersten Untersuchung (17 Tage nach LTX) klinisch und histologisch eine stabile Transplantfunktion (NR), d.h. keine Zeichen einer akuten Rejektion. Interleukin 4 und 2 (IL-4, IL-2) sind indessen (schon) hochreguliert. Erst am 22. Tag nach LTX auch klinisch und histologisch eindeutige Befunde einer akuten Rejektion (AR) bei weiterhin hochregulierten Interleukinen. Der Patient „73" (Pt 73) zeigt 6 und 13 Tage nach LTX klinisch und histologisch die Zeichen einer akuten Rejektion bei gleichzeitig hochregulierten Interleukinen. Auch unter einer steroidalen Bolus-Therapie keine Befundbesserung (vgl. auch Gaweco et al. 1993, 1994)

2 *„Die Morphologie soll die Lehre von der Gestalt, der Bildung und Umbildung der organischen Körper enthalten..."*

Paul Ernst hat mehrfach betont, daß die Medizin methodisch niemals selbständig gewesen sei. Er sagt aber auch: *„Medizin, soweit sie Wissenschaft ist, kann nur Naturwissenschaft sein ...“* (1926). In diesem Sinne ist der wissenschaftliche Fortschritt (in der Medizin) einerseits abhängig von immer wieder neuen und gleichsam innovativen Methoden und andererseits vom Einsatz und den Einsatzmöglichkeiten in der Krankheitsforschung. Dies würde aber auch bedeuten, daß innovative Krankheitsforschung, gewissermaßen grundlagen-orientiert, allenfalls in methodisch und inhaltlich klar definierten und im allgemeinen eng begrenzten Spezialbereichen möglich ist. Ein deutlicher Widerspruch, so scheint es jedenfalls, zu jenen Vorstellungen, nach denen *„die Pathomorphologie ihre Existenz und ihre Existenzberechtigung nicht einer besonderen Methodik, sondern einer besonderen Denkungsart ...“* verdankt (Altmann 1990). Wenn Morpho-Pathologie auch zukünftig innovative Krankheitsforschung betreiben will, muß sie sich eines methodischen Spektrums bedienen, das vordergründig nicht unbedingt den „klassischen“ morphologischen Methoden zuzurechnen ist. Die Wissenschaftsgeschichte zeigt, daß auch die unter morphologischen Aspekten betriebene Krankheitsforschung - methodenabhängig - immer kleinere Bereiche der organismischen Strukturen zu analysieren in der Lage war (ist) und die Ergebnisse zu durchaus tragfähigen Konzepten gleichsam verdichten konnte. Im methodischen Bereich spannt sich der Bogen von der Makromorphologie Morgagnis bis hin zu den gewissermaßen abstrakten Bildern gelelektrophoretischer Befunde. Es scheint, als hätten sich, wiederum methodenabhängig, die morphologischen Begriffsinhalte verschoben oder zumindest doch in einen der gleichsam naiven Anschauung nicht mehr ohne weiteres zugänglichen Bereich hineinverlagert. Wenn Pathologie nicht in ihren Funktionsbereichen einer medizinischen, also klinisch-diagnostischen und obduzierenden Disziplin, sondern als naturwissenschaftlich orientiertes und innovativ forschendes Fach auch zukünftig diesen Anspruch aufrechterhalten will, darf es nicht dazu kommen, daß Ergebnisse der Biochemie, der Immunologie, der Molekularbiologie oder auch der Biophysik einfach nur in vertraute (oder noch vertraute) morphologische Befundkonstellationen integriert werden. Pathologie sollte in ihren ureigensten Belangen morphologischer Krankheitsforschung in der Lage sein, nicht das *„zentrale Prärogativ der Zelle“* (Pagel 1974) in Frage zu stellen, aber konzeptionell die komplexe Datenfülle, die heute zur Verfügung steht und die durch sehr verschiedene Methoden erarbeitet wurde, zu einer verständlichen *„Struktur- und Funktionsaussage zu bringen“* (Haferkamp 1988).

## Literatur


Altmann H-W (1990) Die Pathologie an der Schwelle des neuen Jahrhunderts. Würzburger medizinhistorische Mitteilungen 8:351–368

Arnold J (1879) Über feinere Struktur der Zellen unter normalen und pathologischen Verhältnissen. Arch pathol Anat 77:181–206

Arnold J (1914) Über Plasmastrukturen und ihre funktionelle Bedeutung. Fischer, Jena

Arranz E, Ferguson A (1993) Intestinal antibody pattern of celiac disease: Occurence in patients with normal jejunal biopsy histology. Gastroenterology 104:263–1272

Becker V (1961) Zum 200. Jubiläum des Werkes „De sedibus et causis morborum“ von Giovanni Battista Morgagni. Dtsch med Wschr 86:2548–2553

Bräunig G, Doerr W (1994) Die Pathologen der Rheinpfalz. Sitzungsberichte der Heidelberger Akademie der Wissenschaften, Mathematisch-naturwissenschaftliche Klasse, Jahrgang 1993/94, 3. Abhandlung. Springer, Berlin Heidelberg New York London Paris Tokyo Hong Kong Barcelona Budapest

Buchborn E (1981) Die Pathologie im Spiegel der Klinik. Pathologe 2:29–133

Buess H (1951) Theophil Bonet (1620–1689) und die grundsätzliche Bedeutung seines „Sepulchretum“ in der Geschichte der Pathologischen Anatomie. Gesnerus 8:32–52

Cremer Th (1985) Von der Zellenlehre zur Chromosomentheorie. Naturwissenschaftliche Erkenntnis und Theorienwechsel in der frühen Zell- und Vererbungsforschung. Springer, Berlin Heidelberg New York Tokyo

Die Vorlesungen Rudolf Virchows über Allgemeine Pathologische Anatomie aus dem Wintersemester 1855/56 in Würzburg. Nachgeschrieben von cand. med. Emil Kugler. Herausgegeben aus dem Nachlaß Richard Paltaufs vom Vorstand der Deutschen Pathologischen Gesellschaft zur Feier deren 25. Tagung. Berlin, April 1930. Fischer, Jena

Doerr W (1958) Die Pathologie Rudolf Virchows und die Medizin unserer Zeit. Dtsch med Wschr 83:370–377

Doerr W (1974) Geschichte und Problemgeschichte der pathologischen Anatomie. In: W Doerr (Hrsg) Organpathologie, Bd I, S 01–013. Thieme, Stuttgart

Doerr W (1978) Jean Cruveilhier, Carl v. Rokitansky, Rudolf Virchow. Fundamente der Pathologie, Gedanken aus Anlaß der hundersten Jährung von Rokitanskys Todestag. Virchows Arch A Path Anat Histol 378:1–16

Doerr W (1984) Der anatomische Gedanke und die moderne Medizin. Heidelberger Jahrbücher XXVIII:113–125

Doerr W (1985) Der anatomische Gedanke und die Heidelberger Medizin. In: Doerr W (Hrsg) Semper Apertus. Sechshundert Jahre Ruprecht-Karls-Universität Heidelberg, 1386–1986. Festschrift in sechs Bänden. Band IV: Übergreifende Beiträge, S. 92–125. Springer, Berlin Heidelberg New York Tokyo

Ernst P (1914) Die Bedeutung der Zelleibstruktur für die Pathologie. Verh Dtsch Pathol Ges 17:43–85

Ernst P (1915) Die Pathologie der Zelle. I. Historischer Überblick. II. Neuere Anschauungen über die Zellularpathologie. In: Krehl L, Marchand F (Hrsg) Handbuch der Allgemeinen Pathologie, 3.Band, 1. Abteilung, S. 1–9 und 9–19. Hirzel, Leipzig

Ernst P (1915) Julius Arnold. Münch med Wschr 11:370–372

Ernst P (1916) Julius Arnold in seinen Arbeiten. Sitzungsberichte der Heidelberger Akademie der Wissenschaften. Carl Winters Universitätsbuchhandlung, Heidelberg

Ernst P (1926) Das morphologiscshe Bedürfnis. Naturwissenschaften 14:1075–1080

Ernst P (1932) Struktur und Funktion. Med Welt 39:1–36

Gaweco AS, Otto G, Otto HF, Geisse T, Hofmann WJ (1993) Kinetics of IL-1β, IL-2, IL-2R, IL-4, IL-7 and IL-8 gene activity in human liver allograft biopsies after orthotopic liver transplantation: elevated detection of IL-4 mRNA expression correlates with acute rejection. Hepatology 18:744

Gaweco AS, Otto G, Otto HF, Geisse T, Hofmann WJ (1993) Predominant T-helper 2 [$T_H$2]-like pattern of cytokine expression with concomitant upregulation of IL-4 and IL-10 in acute rejecting liver allografts. Hepatology 18:61A

Gaweco AS, Otto G, Otto HF, Geisse T, Hofmann WJ (1994) Cyclosporin (CSA) versus FK506 primary immunosuppression reveals distinct intragraft cytokine gene expression patterns in acute cellular rejection following orthotopic liver transplantation. Gastroenterology 106:897

Gaweco AS, Otto G, Otto HF, Geisse T, Hofmann WJ (1994) Kinetics of sequential intragraft cytokine gene activity following orthotopic liver transplantation reveals „early" IL-2 and „late" IL-4 mRNA overexpression in acute cellular rejection. Hepatology 19: 691

Gaweco AS, Otto G, Otto HF, Geisse T, Hofmann WJ (1994) Distinct intragraft cytokine gene expression patterns during acute hepatic rejection under cyclosporine versus FK 506 primary immunosuppression. TRansplant Proceedings 26:3111–3113

Gaweco AS, Otto G, Ootto HF, Meuer S, Geisse T, Hofmann WJ (submitted) Common and sequential overexpression patterns of the T helper cytokines during acute (cellular) rejection, and correlation of the proinflammatory cytokine expression with chronic (ductopenic) rejection of human liver allografts: A study under CsA, FK 506, and quadruple BT 563 immunosuppression. Transplant Proceedings

Gaweco AS, Otto G, Otto HF, Geisse T, Hofmann WJ (submitted) Sequential cytokine expression patterns during acute (celluar) rejection of human hepatic allografts. I. Intragraft interleukin-2 and interleukin-4 mRNA expression during impending and overt rejection episodes. Transplantation

Gee SJ (1888) On the coeliac affection. St Bartholomew's Hosp Rep 24:17–20

Goethe JW (1817) Zur Morphologie. In: Goethes Werke. Hamburger Ausgabe (1966), Bd. XIII: Naturwissenschaftliche Schriften, S. 53 ff., 124 ff. Christian Wegner, Hamburg

Haferkamp O (1988) Gedanken und Nachlese zum Hauptthema der 72.Tagung der Deutschen Gesellschaft für Pathologie in Hannover. Pathologe 9:323–324

Halter H (1994) Ist Gentechnologie unmoralisch? Schweiz Med Wochenschr 124:1749–1757

Hofmann WJ, Momburg F, Möller P, Otto HF (1988) Intra- and extrathymic B cells in physiologic and pathologic conditions. Immunohistochemical study on normal thymus and lymphofollicular hyperplasia of the thymus. Virchows Arch A Pathol Anat Histopathol 412:431–442

Hofmann WJ, Momburg F, Möller P (1988) Thymic medullary cells expressing B lymphocyte antigens. Hum Pathol 19:1280–1287

Isaacson PG, Norton AJ, Addis BJ (1987) The human thymus contains a novel population of B lymphocytes. Lancet ii:1488–1490

Krehl L (1927) Pathologe und Kliniker. Beitr path Anat LXXVII:151–157

Marsh MN (ed)(1992) Coeliac disease. Blackwell Scientific Publications, Oxford London Edinburgh Boston Melbourne Paris Berlin Vienna

Marsh MN (1992) Gluten, major histocompatibility complex, and the small intestine. A molecular and immunobiologic approach to the spectrum of gluten sensitivity („celiac sprue"). Gastroenterology 102:330–354

Möller P, Hofmann WJ, Mielke B, Otto HF (1989) Das primär mediastinale, hellzellige B-Zell-Lymphom ist ein epithelassoziiertes Thymuslymphom. Pathologe 10:234–239

Möller P, Lämmler B,Feichter GE,Hofmann WJ, Schmitteckert H, Otto HF (1986) Primary mediastinal clear cell lymphoma of B-cell type. Virchows Arch A [Pathol Anat] 409: 79–92

Möller P, Lämmler B, Herrmann B, Otto HF (1986) The primary mediastinal clear cell lymphoma of B cell type has variable defects in MHC antigen expression. Immunology 59:411–417

Möller P, Mielke B, Buhl K, Buhr H, Schlag P, Otto HF (1989) Gastrointestinale Lymphome. Z Gastroenterol, Verh-Bd 24:115–119

Möller P, Moldenhauer G, Momburg F, Lämmler B, Kiesel S, Dörken B (1987) Mediastinal lymphoma of clear cell type is a tumor corresponding to terminal steps of B cell differentiation. Blood 69:1087–1095

Otto HF (1983) Dünndarmbiopsie: Morphologie. In: Caspary WF (Hrsg) Handbuch der inneren Medizin, 3. Bd. Verdauungsorgane, Teil 3A, S. 910–935. Springer, Berlin Heidelberg New York

Otto HF (1991) Pathomorphologie von Jejunum und Ileum. In: Ottenjann R, Classen M (Hrsg) Gastroenterologische Endoskopie. Lehrbuch und Atlas, 2. Aufl, S. 367–380

Otto HF (1992) Störungen der Kommunikationskanäle als Krankheitsfaktor (Kanalikuläre Transportstörungen). In: Siegenthaler W, Haas R (Hrsg) Kommunikationsstörungen als Krankheitsfaktor – ein Symposium, S. 93–117. Thieme, Stuttgart New York

Otto HF, Gebbers JO (1981) Electron microscopic, ultracytochemical and immunohistological observations in Crohn's disease of the ileum and colon. Virchows Arch [Pathol Anat] 39:189–205

Otto HF, Wanke M, Zeitlhofer J (1976) Darm und Peritoneum. In: Doerr W, Seifert G, Uehlinger E (Hrsg.) Spezielle pathologische Anatomie, Bd 2, 2, S. 1–940. Springer, Berlin Heidelberg New York

Pagel W (1974) Paracelsus, Van Helmont, Virchow und die Wandlungen im ontologischen Krankheitsbegriff. Virchows Arch A Path Anat Histol 363:183–211

Ritter J, Gründer K (Hrsg) Historisches Wörterbuch der Philosophie. Bd. 6,S. 199ff. Schwabe & Co AG, Basel Stuttgart

Rothschuh KE (1981) Zur Begrifflichkeit in der Pathologie. Path Res Pract 171:22–32

Schadewaldt H (1952) Ein Beitrag zur Geschichte des Wortes „Pathologie". Zentralblatt f allg Pathol 89:185–190

Schipperges H (1993) Historische Analyse der Krankheitsforschung. In: Becker V, Doerr W, Schipperges H (Hrsg) Krankheitsbegriff und Krankheitsforschung im Lichte der Präsidialansprachen der Deutschen Gesellschaft für Pathologie (1897–1992), 1–40. Fischer, Stuttgart Jena New York

Schmidtke J (1992) Die molekulargenetische Diagnose von Erbkrankheiten. Dt Ärztebl 89: 1472–1476

Virchow R (1858) Die Cellularpathologie in ihrer Begründung auf physiologische und pathologische Gewebelehre.Hirschwald, Berlin

Virchow R (1894) Morgagni und der anatomische Gedanke. Berl klin Wschr 31:345–350

# Kranke und Krankheiten in der Sicht des Klinikers

R. Gross

Ich werde meinen Vortrag gliedern in 4 Teile, jedesmal gewissermaßen Alternativen: 1. Kranke und Krankheiten; 2. Dichotomie oder Trichotomie; 3. Autopsie oder nicht; 4. Struktur und Funktion.

## 1. Kranke und Krankheiten

Lassen Sie mich mit einer Anekdote beginnen: Als der berühmte Münchener Kliniker Friedrich von Müller gefragt wurde, was ihn von dem ebenso berühmten Ludolf Krehl in Heidelberg unterscheide, soll er gesagt haben: „Der Krehl stellt Kranke vor, der Müller Krankheiten." Damit ist der Bogen ausgeleuchtet, der den ersten Teil meines Vortrags ausmachen wird. Diese Spannung hat bereits der französische Kliniker Armand Trousseau auf die nicht mehr reduzierbare Antithese gebracht: „Es gibt nur Kranke, es gibt nur Krankheiten." Ich werde in meinem ersten Teil zu zeigen versuchen, daß beide Begriffe ihre Berechtigung haben – ja, daß ihre *Synthese* für unser praktisches Handeln unerläßlich ist. Zuvor lassen Sie mich aber noch eine kurze Hommage an unser verehrtes Geburtstagskind richten: Ich weiß, daß Sie schon als Assistent von Rössle in Berlin mit dem Krankheitsbegriff beschäftigt waren und diesen Acker immer wieder umgegraben haben. Ich habe erst kürzlich wieder in den beiden Bänden gelesen, die ich von der „Dreieinigkeit" Becker, Doerr, Schipperges erhalten habe: die „Pathogenese" zum 70. Geburtstag und den „Krankheitsbegriff im Lichte der Präsidialansprachen der Deutschen Gesellschaft für Pathologie". Auch wenn Sie, lieber Herr Doerr, was wir Ihnen alle wünschen, die 100 Lebensjahre überschreiten werden, so werden trotzdem einige ihrer Kenntnisse Sie noch einige Zeit überdauern, z.B. Ihre klassische Unterscheidung von Physio- und Pathosklerose.

Doch nun lassen Sie mich wieder zu meinem Thema zurückkehren und zum 1. Teil wiederholen: Konkret sind nur die Kranken. Ihre so unterschiedliche somatische, psychische, soziale Konstellation hat den Leipziger Kliniker Max Bürger sogar zu der Formulierung gebracht, daß jeder Kranke etwas Einmaliges, so nie Dagewesenes, so nie Wiederkehrendes sei. So hilft uns auch die *Anthropologie* als Wissenschaft nicht weiter. Sie ist war ein wünschenswertes Gegengewicht gegen die überspezialisierte Beschäftigung mit einzelnen Organen, gegen eine rein physiko-chemische Betrachtung des kranken Menschen. Als Wissenschaft bringt sie gegenüber dem einzelnen Kranken ebenso viel und ebenso wenig wie die Naturwissenschaften.

Der *Krankheitsbegriff* beruht auf der Ähnlichkeit der Erscheinungen - auch wenn diese nur in 20-30% das Vollbild aufweisen, auch wenn die oligosymptomatischen Formen überwiegen. Wenn wir *Krankheit als Prozeß* auffassen, so läßt die Ähnlichkeit - abgesehen von unseren Eingriffen mit ihren positiven oder negativen Folgen - auch einen ähnlichen Verlauf erwarten. Das hat sogar der große Skeptiker gegenüber allen Aussagen auf die Zukunft, David Hume, gelehrt. Er sagte: „So wird bei Aussagen über künftige Ereignisse eine vorgezogen wegen ihrer Übereinstimmung mit dem üblichen und somit in der Vergangenheit regelmäßig Beobachteten." Allerdings müssen wir mit Paul Martini unterscheiden zwischen *individueller Voraussagbarkeit*, die nur bei monokausalen Abfolgen möglich ist und deshalb am kranken Menschen meist nicht gelingt - und den *statistischen Voraussagen*, bei denen ein Ereignis oder eine Folge mit einer gewissen Wahrscheinlichkeit eintritt. Für die Medizin gibt es nach Kyburg drei Quellen von Voraussagen: Logische - Psychologische - Empirische.

Lassen Sie mich nach dem kurzen prognostischen Exkurs nochmals zurückkommen zum Krankheitsbegriff. Unbestritten ist *Krankheit eine Abstraktion*; von ihren Kritikern, besonders auf juristischer Seite, auch als Fiktion bezeichnet. Dabei stimmen nach Grömig die rechtliche Bestimmung dessen, was man unter Krankheit zu verstehen hat, und die medizinische Anschauung darüber nicht überein. Obwohl vor über 100 Jahren durch Bismarck die Reichsversicherungsordnung geschaffen wurde, haben die höchsten Gerichte fast 100 Jahre lang es vermieden, der Krankheit eine *Legaldefinition* zu geben. Sie sollte vielmehr zugeschnitten werden auf die vom jeweiligen Gesetz verfolgten Zwecke. In meiner Kenntnis hat erst das Bundessozialgericht mit Urteil vom 23. 11. 1971 festgelegt: Krankheit im Sinne der gesetzlichen Krankenversicherung ist ein „regelwidriger Körper- oder Geisteszustand", dessen Eintritt entweder die Notwendigkeit einer Heilbehandlung und/oder Arbeitsunfähigkeit zur Folge hat ... In mehreren, fast gleichzeitigen Urteilen aus den 70er Jahren wurde dann die *Regelwidrigkeit* näher definiert und *Behandlungsbedürftigkeit* auch dann bejaht, wenn dadurch - etwa in einem Frühstadium - eine drohende Arbeitsunfähigkeit bzw. früher oder später drohende Beschwerden abgewendet werden könnten und ein Behandlungserfolg abzusehen sei. Ich verlasse hier die nur kurz gestreiften Probleme der Krankheiten in juristischer Sicht und kehre zu den medizinischen Begriffen der Krankheit oder, wie es heute bevorzugt heißt, den *nosographischen Entitäten* zurück.

Trotz der Individualität jedes Krankheitsverlaufes sind für die Kommunikation mit Kollegen, Versicherungsträgern, Gerichten, ja für die Therapiewahl, Abstraktionen und Kategorien unerläßlich, wenn wir nicht in eine babylonische Sprachverwirrung geraten wollen. Abstraktion bedeutet nach Husserl ja auch nichts anderes als eine kategoriale Form der Wahrnehmung. Zur Wahrnehmung ist dem österreichischen Psychiater Ringel eine besonders schöne Formulierung gelungen: Wir nehmen am Kranken wahr, d.h. wir lassen uns von den Symptomen, Befunden, Daten leiten - wir begegnen ihm mit Wahr-Nehmung, d.h. wir glauben seinem Leidensdruck, seinen Beschwerden, seinen Sorgen. So gesehen sind Krankheiten *Kategorien* - nach Wieland und anderen auch Idealtypen,

Lehrbuchfälle, Muster, unter denen sich die individuellen Manifestationen beurteilen lassen, auch wenn wir sie nur in unterschiedlichen Graden der Annäherung erkennen.

Jede Form der Kategorisierung führt zu einem *Informationsverlust.* Wir können aber das Individuelle des einzelnen Kranken nur verstehen und berücksichtigen, wenn wir ihn auch in eine nosographische Einheit - eben die Krankheitsdiagnose - einordnen. Sonst geraten wir ins Uferlose. Wir brauchen also beides: die Krankheit als nosographische Einheit und die individuellen Gestaltungsfaktoren.

Lassen Sie mich dazu zuerst zwei Nichtmediziner, aber bedeutende Denker und Dichter, anführen: Elias Canetti meinte ironisch: „Der wahrhaft vornehme Arzt, der für jeden seiner Patienten eine neue Krankheit erfindet" - und Ernst Jünger: „Der Kranke ist das faktische, die Krankheit das strategische Objekt der Medizin" (nach Uhlenbruck und Skupy).

Von den Medizinern sei noch der Altmeister der Statistik, Siegfried Koller, zitiert: „Lehrbare Erfahrung ist *grundsätzlich nicht eine Einzelbeobachtung,* sondern nur die immer wieder bestätigte Regelhaftigkeit des Geschehens. Oder K.E. Rothschuh: „Die Menschen sind in einem erstaunlichen Maße einander gleich und in einem ebenso erstaunlichen Maße voneinander verschieden. Das erste ist die Grundlage der Wissenschaft Nosologie, das zweite die Erklärung der großen Variabilität innerhalb eines Krankheitsverlaufes."

Sinngemäß hat auch die Weltgesundheitsorganisation den *Wert von Krankheiten als Klassifikationen* erkannt und in der „Internat. Classification of diseases" - meines Wissens zur Zeit der 10. Auflage gültig - immer mehr Krankheiten immer genauer bezeichnet, also *definiert* - die Bezeichnungen vereinfacht, also *standardisiert* - ähnlichen Bezeichnungen oder Synonyma zugeordnet, also *charakterisiert.*

Man kann die Krankheiten betrachten nach biographischen Konzepten, nach ontologischen Konzepten, nach dynamischen oder operationalen Konzepten. Man kann sie *reduktionistisch* erklären: Alles kann auf molekularbiologische Störungen reduziert werden. Mann kann sie *exklusionistisch* erklären: Alles, was nicht naturwissenschaftlich erklärbar ist, gehört nicht zum Krankheitsbegriff, sondern zu Störungen des psychologischen und sozialen Bezuges. Für beide ließen sich, gerade hier in Heidelberg, namhafte Vertreter aufführen.

Das führt uns wieder zurück auf die Alternative: Nur Kranke - nur Krankheiten. Ich habe die genannten Begriffe an anderer Stelle ausführlich erklärt, dazu eine eigene Definition gegeben sowie meine Präferenz eines operationalen Konzeptes oder, um mit Engel, mit Schwartz und Wiggins zu sprechen: Krankheiten als bio-psycho-soziales Problem.

Krankheiten sind nichts Statisches, sondern ein *Prozeß.* Wenn wir einen Kranken einmalig sehen oder einen technologischen Befund bekommen, so handelt es sich um ein Einzelbild aus einem ablaufenden Film. Dagegen möchte ich noch den Begriff der Krankheit von dem des Syndroms abheben: Eine *Krankheit* ist eine Gruppe von in sich gleichartigen oder ähnlichen Erscheinungen von einheitlicher und bekannter Ursache, von anderen abgrenzbar. Demgegenüber ist ein *Syndrom* eine Gruppe in sich gleichartiger Erscheinungen,

- entweder von uns, den Untersuchern, unbekannter Ursache
- oder von genereller, d.h. der medizinischen Wissenschaft als solcher unbekannter Ursachen
- oder von bekannt verschiedenen Ursachen
- oder von anderen nicht sicher abgrenzbar.

Damit war und sind auch Krankheiten eingeschlossen, die bisher einmalig oder selten beobachtet wurden, nach Leiber: „Krankheiten im Wartestand". Der recht angewandte Syndrombegriff hat sich als außerordentlich fruchtbar erwiesen. Seine Gefahr liegt darin, daß man führenden Symptomen den Rang eines Syndroms gibt.

Lassen Sie mich diesen Teil abschließen mit einigen *Zahlen*: Die Zahl der Krankheiten und Syndrome insgesamt schätzten Leiber und wir unabhängig derzeit auf 30–40 000, wobei jährlich 700–1000 neue dazukommen dürften. Die Zahl der Krankheitserscheinungen wird auf etwa 10 000 geschätzt. Nach Immich kennt die deutsche Sprache etwa 400 Ausdrücke für Beschwerden. Selbstverständlich verfügen die meisten Kranken nur über einen Teil dieser Ausdrücke; der Arzt sollte aber das ganze Vokabular beherrschen.

## 2. Dichotomie oder Trichotomie?

Ich habe mir frühzeitig ein Wort von C.F. v. Weizsäckers zu eigen gemacht: „Trennen ist eine dem menschlichen Geist notwendige Operation, aber alle bloße Trennung ist künstlich. Das Diskrete ist nur gedacht, Kontinuität ist ein Merkmal der Wirklichkeit." Das gilt nirgends mehr als in der Medizin.

Vom Labor, aus den meisten technologischen Methoden erhalten wir als Kliniker die Alternative: normal oder abnorm. Das ist eine Vereinfachung, die in beiden Richtungen zu Fehldiagnosen führen kann. Zunächst sind abnorm und anomal etymologisch nicht dasselbe, obwohl sie immer wieder gleichsinnig benutzt werden. Norma war das Maß der römischen Steinmetze, abnorm bedeutete somit Abweichung von dieser Norm. An-homalos hieß im Griechischen: ungleich – und ist erst später auf nomos = das Gesetz und damit die Regel übertragen worden. Gerade bei den Anomalien – genetischen, konstitutionellen – und erworbenen sowie den Extremvarianten finden wir solche mit und ohne Krankheitswert, mit und ohne Behandlungsbedürftigkeit.

Dazu kommt, daß der normale Organismus in fast allen Kriterien unter den Bedingungen des täglichen Lebens 20–50 % der Konzentration oder Funktionen benötigt, zu denen er unter Vita maxima-Bedingungen fähig ist. Erst jenseits dieser Grenzen treten klinische Störungen auf, wiederum allmählich und abhängig von der Zeit und dem Maß der äußeren Belastungen. Deshalb verwendet die moderne Klinik mehr und mehr meßbare *biochemische und biophysische Belastun-*

*gen*, um die Leistungsreserven und damit die wirkliche, altersgemäße Norm festzustellen.

Auch wenn wir die in der Praxis der Medizin fast nie zutreffende Gaussverteilung zugrunde legen, so erhalten wir für die zweifache Standardabweichung 2,27–97,97% als normal, d.h. zusammen rd. 5% nicht normale – oder, wie man heute vorsichtiger und unverbindlicher sagt: außerhalb des Referenzbereichs Gelegene. Uns interessiert aber: Was ist normal, was ist krankhaft? Je nachdem, wie wir die Trennlinie – eben das Lot auf die x-Achse verschieben, erhalten wir unterschiedliche Bereiche falsch pathologischer und falsch normaler Befunde. Dazu kommt, daß die sogen. Normalen gegen 0 oder gegen ihren Modus hin sich häufen, während bei den Kranken eine meist breitere und flachere Verteilungskurve vorliegt. Ich habe deshalb schon vor über 30 Jahren vorgeschlagen, die *Dichotomie* normal-abnorm zu ersetzen durch eine Trichotomie: sicher im Normbereich – grenzwertig und kontrollbedürftig – sicher im krankhaften Bereich. Ein Beispiel: 4000–9000 Leukozyten/µl sind als solche sicher normal, Werte von 2500 bis 4000 sowie von 9000–11000 grenzwertig, stärkere Abweichungen pathologisch. Hier würde ich gerne den Begriff des Neutrums, d.h. des Ne-utrums von Schipperges anwenden, d.h. keines von beiden: weder sicher normal, noch sicher abnorm.

## 3. Autopsien oder nicht?

Sie werden sich schon gewundert haben, daß ich bei einem Symposium zu Ehren eines Pathologen das Fach Pathologie, wenn auch nicht meine Disziplin, überhaupt noch nicht in den Mund genommen habe. Das soll nun folgen. Ich sehe noch aus meiner ersten Tübinger Zeit den Pathologen Letterer, wie er, gleich dem Präsidenten des Bundesgerichtshofs, die Schar weißkitteliger Internisten fragte: „Was glauben Sie denn, daß es ist ...?" Und oft genug antwortete: „Ist es aber nicht ..." Zwischen uns besteht völlige Einmütigkeit, daß nur die Autopsie und die ihr folgenden feingeweblichen, immunologischen, bakteriologischen usw. Untersuchungen Art, Ausdehnung und Komplikationen einer Erkrankung vollständig und unabhängig aufdecken können. Leider ist die Leichenschau aus Gründen, die ich hier nur streifen kann, weltweit und auch in der Bundesrepublik drastisch zurückgegangen. Wie mir mein Kollege, Prof. Robert Fischer, sagte, betrug sie an den Kölner Universitätskliniken 1991 32%, 1993 28% der Verstorbenen. Einige Ihnen bekannte Gründe sind:

1. Der Fortschritt der Technologie, der Klinischen Chemie, besonders aber der bildgebenden Verfahren, die praktisch heute überall möglichen endoskopischen oder ultraschallgesteuerten Gewebsentnahmen ermöglichen, machen die Diagnosen scheinbar – aber eben nur scheinbar – eindeutig. Um so eindrucksvoller sind die Befunde von Lee Goldman aus Harvard. Er hatte zunächst auslesefrei an den zur Harvard Medical School gehörigen Krankenhäusern die Autospien von 1960, 1970, 1980 mit den klinischen Diagnosen vergli-

chen und zur allgemeinen Überraschung festgestellt, daß trotz modernster Einrichtungen die Zahl der Fehldiagnosen in diesen zwei Dekaden, z.B. mit der breiten Anwendung der Computertomographie, nicht abgenommen hatte. Sie haben sich nur qualitativ verändert: Tumoren werden seltener übersehen, Entzündungen häufiger. Er dehnte daraufhin seine Untersuchungen auf alle erreichbaren anglo-amerikanischen Publikationen von 1912–1980 aus und kam zu ähnlichen Ergebnissen.

Bei einer damaligen Sektionsquote von 60% der 11,6% Verstorbenen der Kölner Med. Univ.-Klinik kamen Prof. Fischer und ich mit 2 Doktoranden auf 8,1% falscher oder unzureichender Diagnosen *mit* klinischen Konsequenzen. Ähnliche Zahlen gab Thomas für Marburg an. Bei teilweise anderen Kriterien lagen die Fehldiagosen in einer internationalem Sammelstatistik zwischen 6% und 68% (!), mit einem Median von 47%. Modelmog kam in der damaligen DDR bei der sogen. „Görlitzer Studie" 1986–1987 auf 96,5% Autopsien, eine heute und hier unvorstellbare Zahl, dabei auf rd. 25% Fehldiagnosen mit klinischen Konsequenzen.

Es besteht also durchaus noch das „morphologische Bedürfnis", ein Ausdruck, den m.W. 1926 Ernst als erster prägte.

2. Ein zweiter Grund liegt in der veränderten Mentalität der Angehörigen. Er wird begünstigt durch die im Routinedienst wechselnde Zahl der Ärzte und die dadurch bedingte Unpersönlichkeit. Mir ist es bei den Angehörigen der mir anvertrauten Kranken im persönlichen Gespräch fast immer gelungen, die Erlaubnis wenigstens einer Teilsektion zu erreichen. Eine bemerkenswerte Ausnahme machte oft das Gehirn.
3. Ein weiterer Grund ist, daß wir bis heute in Deutschland *keine allgemeingültigen Regelungen* haben. Ich erinnere mich noch aus den 50er Jahren, daß Prof. Masshoff in Tübingen vor einem erbosten Juristen und Ministerialrat in aller Eile die schon entnommenen Organe wieder in den Leichnam einsetzen mußte.
4. In einem medizinischen Punkt unterscheiden sich allerdings Kliniker und Pathologen. Der Pathologe treibt sozusagen Metanosologie, d.h. er beschäftigt sich mit den terminalen Veränderungen. Den Kliniker würde vor allem die Protonosologie, d.h. die frühen und unbeeinflußten Veränderungen interessieren. Gerade bei den malignen Lymphomen stellt der Pathologe als Folge intensiver Strahlen- und Chemotherapie oft kein malignes Gewebe mehr fest, aber z.B. als Folge der induzierten Immunschwäche eine Pneumocystis carinii-Pneumonie.

Lassen Sie mich zur Struktur und Funktion überleiten mit zwei scheinbar kontroversen Bemerkungen. 1932 brachte Gustav von Bergmann mit seiner immer noch lesenswerten „Funktionellen Pathologie" die These heraus, daß es zunächst immer zu Funktionsstörungen komme, erst als deren Folge evtl. zu einem Strukturschaden. Nach ihm und seinem Schüler Thure von Uexküll kann es durchaus sein, daß es bei den funktionellen Störungen ohne morphologisches Korrelat bleibt. Umgekehrt meinte der amerikanische Kliniker und Epidemiologe Alvan Feinstein: „Wie Szent-Györgi sagte, gibt es keine echten Unterschiede zwischen Funktion und Struktur; diese sind zwei Seiten der gleichen Münze. Wenn die Struktur uns nichts über die Funktion sagt, bedeutet das, daß wir sie nicht genügend untersucht haben ... Bei menschlichen Erkrankungen beherrscht die häufige Dissoziation zwischen abnormer Struktur und abnormer Funktion unsere gegenwärtige diagnostische Praxis in der klinischen Medizin ..."

## 4. Struktur und Funktion

Obwohl sich in der Krankheit oder im Syndrom Struktur und Funktion meist verbinden, werden diese wichtigen Grundbegriffe in Klinik und Praxis oft verwechselt. Die Antworten der Organe auf eine krankmachende Schädigung ist regelmäßig relativ einförmig – abhängig von Topographie, Feinbau und Funktion. So antwortet die Niere auf eine Vielzahl von Erkrankungen mit Albuminurie oder Haematurie. Vom Ulkus sagte Henning treffend, es sei die einförmige Antwort von Magen und Duodenum auf eine Vielzahl ganz verschiedener Noxen. Klinisch-chemische oder radiochemische Methoden sind unerläßlich.

1. Sie zeigen die bedeutsame Restfunktion des Organs an,
2. sie beziehen sich auf die Gesamtfunktion des Organs, indem intakte, geschädigte oder ausgefallene Funktionseinheiten sozusagen die Summe unter dem Strich ausmachen. Funktionsproben besagen nichts oder wenig, was zu dieser Einschränkung geführt hat. Häufig lassen sie nicht einmal erkennen, ob es sich um einen Restzustand, um eine sog. Defektheilung oder um einen aktiven, behandlungsbedürftigen Prozeß handelt. So werden immer wieder ganze Batterien von Leberfunktionsproben eingesetzt, die nicht oder nur beschränkt erkennen lassen, ob es sich um eine chronisch-persistierende (und damit nicht behandlungsbedürftige) oder um eine chronisch-aggressive (und damit behandlungsbedürftige) Hepatitis oder um eine der zahlreichen anderen Erkrankungen der Leber handelt. Für eine *kausale Behandlung* brauchen wir die Morphologie, die, evtl. verbunden mit Immunhistologie, Elektronenmikroskopie, monoklonalen Antikörpern, Molekularbiologie – die Ursache erkennen läßt.

So benötigt der Kliniker beides:

1. die Funktionsdiagnostik, die heute bei fast allen Organen eine kleine Anzahl wesentlicher Kenngrößen für die verbliebene Funktion und damit zur Prognose und symptomatischen Behandlung ergibt;
2. die Morphologie mit ihren modernen Methoden, die in erster Linie der kausalen Behandlung dient.

Ich bin damit am Ende. Betrachten Sie, lieber und verehrter Herr Doerr, dies als den Beitrag eines Klinikers, der viel von den Pathologen Letterer, Hamperl, Fischer und, last - but noch least, von Ihnen gelernt hat.

## Literatur

Gross R (1969) Medizinische Diagnostik, Grundlagen und Praxis. Springer, Berlin Heidelberg

Gross R, Löffler M (1995/1996) Krankheiten, Diagnosen, Entscheidungen. Springer, Berlin Heidelberg

Gross R (1987) Kranke, Krankheiten und Syndrome. Verh Dtsch Ges Arbeitsmedizin 1:25

# Philosophische Aspekte des Krankheitsbegriffs

W. Wieland

Unternimmt man es, den Begriff der Krankheit unter den Aspekten der Philosophie zu betrachten, so muß man sich der Tatsache bewußt sein, daß man eine Thematik behandelt, die der professionellen Arbeit des Arztes zunächst einmal sehr fern zu liegen scheint. Der Arzt hat es mit den vielen unterschiedlichen einzelnen Krankheiten zu tun, die er diagnostiziert, vor allem aber mit den Patienten selbst, die an diesen Krankheiten leiden, und die er gemäß den Regeln seiner Kunst zu therapieren sich bemüht. Er hat es aber nicht mit der Krankheit als solcher zu tun und schon gar nicht mit ihrem Begriff. Die Frage nach diesem Begriff, also danach, was eine Krankheit eigentlich zur Krankheit macht, ist eine Frage, die er auf sich beruhen lassen kann und die er auch auf sich beruhen läßt, solange er in seinem Beruf der jeweiligen Forderung des Tages gerecht zu werden sucht. Mit Recht sagt Karl Jaspers: „Was gesund und was krank im allgemeinen bedeutet, darüber zerbricht sich der Mediziner am wenigsten den Kopf." In einem ähnlichen Sinn formuliert Fritz Hartmann in bezug auf die Begriffe von Gesundheit und Krankheit: „Diese beiden Begriffe haben für die praktische und die wissenschaftliche Medizin keinerlei normative Bedeutung." Rudolf Virchow schließlich stellt fest, daß die Möglichkeit der Verständigung in dem Augenblick aufhört, in dem die Frage gestellt wird, was Krankheit eigentlich sei. So ist es gewiß kein Zufall, daß der an seiner praktischen Tätigkeit orientierte Arzt Überlegungen, die Begriffe von einem hohen Allgemeinheitsgrad zum Gegenstand haben, mit Reserve, oft sogar mit Widerwillen gegenübersteht. Denn seine Intentionen richten sich auf die Fülle der Inhalte, die unter solche Begriffe gebracht und mit ihrer Hilfe charakterisiert werden können, nicht aber auf die dünne Luft dieser Begriffe selbst.

Nun gehört es aber gerade zum Metier des Philosophen, im Haushalt der Begriffe für Ordnung zu sorgen. Will er dieser Aufgabe gerecht werden, muß er von den Sachverhalten, die auf Begriffe gebracht werden, gleichsam einen Schritt zurücktreten und diese Begriffe selbst ins Visier nehmen, um ihren Sinngehalt zu explizieren. Begriffe mitsamt ihren sprachlichen Repräsentanten sind uns gewöhnlich in der Weise vertraut, in der uns Werkzeuge vertraut sind. Gerade sie erfüllen ihre Funktion dann am besten, wenn sie als solche gar nicht im Mittelpunkt unserer Intention stehen. Dinge, von denen wir lediglich Gebrauch machen, bilden gerade nicht das Ziel unserer Intentionen. Eben dies haben Begriffe und gut funktionierende Werkzeuge gemeinsam: Man ist mit ihnen auf eine Weise vertraut, die eine Thematisierung jedenfalls nicht erzwingt. Gegenständliche Werkzeuge erfüllen ebenso wie mentale Werkzeuge von der Art der Begriffe die ihnen abverlangten Funktionen im Regelfall gerade so, daß der Umgang mit ihnen in den Umkreis jener Selbstverständlichkeiten gehört, die ihren natürlichen Ort unterhalb der Schwelle zwar nicht des Bewußtseins überhaupt, wohl aber des objektivierenden und des reflektierenden Bewußtseins finden. Erst recht gilt dies von den Grundbegriffen, die die Grenzen des Gegenstandsbereichs einer theoretischen oder einer praktischen wissenschaftlichen Disziplin bestimmen. Es sind die Grundbegriffe, die in der Wissenschaft ebenso wie in der Lebenspraxis zu jenen Hilfsmitteln der Weltorientierung gehören, die man immer schon vorausgesetzt hat. Im Vertrauen auf sie wird man um so besser leben und arbeiten, je weniger man Anlaß hat, sie zum Gegenstand zu machen. Grundbegriffe sind allgegenwärtig. Gerade ihre Allgegenwart macht es jedoch schwer, sie zu objektivieren und ihren Inhalt zu bestimmen.

Die Philosophie hat es mit dem in dieser Weise Selbstverständlichen zu tun, wenn sie es ihrem Auftrag gemäß unternimmt, Dinge aus dem Bereich unseres Denkens und Handelns zu thematisieren, mit denen man gewöhnlich nur unthematisch vertraut ist. Fragt man nun aber gezielt und ausdrücklich nach einem der in dieser Weise präsenten Grundbegriffe unserer Weltorientierung, so kann man Erfahrungen machen, wie sie sich in einer klassischen Formulierung in Augustins Confessiones in bezug auf das Wesen der Zeit ausgedrückt finden: Quid est ergo tempus? Si nemo ex me quaerat, scio; si quaerenti explicare velim, nescio. (Was also ist die Zeit? Fragt mich niemand danach, so weiß ich es; will ich es einem Fragenden erklären, weiß ich es nicht.) Eine ähnliche Erfahrung kann jeder machen, der auf der Basis der natürlichen Weltorientierung seine Aufmerksamkeit einem Begriff wie dem der Krankheit zuwendet. Wir alle, Mediziner oder Laien, führen diesen Begriff ständig im Mund, und wir können uns mit seiner Hilfe verständigen. Wir geraten dagegen in Verlegenheit, wenn wir versuchen, uns selbst wie auch anderen Rechenschaft darüber zu geben, was das eigentlich ist, mit dem wir zunächst so vertraut zu sein glauben. „Noch suchen die Juristen eine Definition zu ihrem Begriffe vom Recht" formuliert Immanuel Kant einmal im Blick auf eine ähnliche Situation. Denn in seiner professionellen Arbeit hat es der Jurist explizit nur mit den vielerlei einzelnen Rechten, Ansprüchen und Forderungen zu tun, aber eben immer nur implizit mit dem Recht als solchem. Ähnlich wie der Jurist den Begriff des Rechts, so hat der Arzt den Begriff der Krankheit als einen Grundbegriff, der seinem Verantwortungsbereich die Grenzen setzt, als eine zumeist gar nicht in Frage gestellte Selbstverständlichkeit gleichsam im Rücken stehen. Es gehört dann aber zu den Aufgaben der Philosophie, nicht etwa ganz neue Gebiete zu erkunden, sondern das auf jene Weise Selbstverständliche oder als selbstverständlich Erscheinende zum Thema ihrer Überlegungen zu machen, wenn sie die Aufmerksamkeit auf allbekannte und vertraute Begriffe richtet, um Explikationen oder gar Definitionen von ihnen zu erarbeiten.

Nirgends im Leben, schon gar nicht in der Wissenschaft, hat man die Möglichkeit, gleichsam von einem Nullpunkt aus mit seiner Arbeit zu beginnen. Man befindet sich stets in einer Situation, in der man mancherlei Voraussetzungen immer schon gemacht hat und daher akzeptieren muß. Dazu gehört nicht nur alles das, was in einer wissenschaftlichen Disziplin an Kenntnissen und an Fertigkeiten bis zu dem jeweiligen gegenwärtigen Zeitpunkt bereits erarbeitet worden ist. Denn man setzt außerdem stets das Weltverständnis voraus, das man beim Eintritt in die Wissenschaft bereits mitbringt und das gewiß modifiziert, aber eben doch niemals gänzlich aufgehoben oder neutralisiert werden kann. Vor allem aber setzt man die Sprache mitsamt dem in ihren Strukturen inkorporierten Weltbild voraus. Dies sind Strukturen, die einem einen Rahmen für die Weltorientierung vorgeben, die aber dennoch zunächst kaum einer durchschaut.

Schwierigkeiten bei der Arbeit *mit* Begriffen und *an* Begriffen ergeben sich aber auch noch aus einem anderen Grund. Begriffe sind nämlich in Wahrheit weit davon entfernt, die statischen und unbeweglichen Gebilde zu sein, für die man sie gewöhnlich hält. Überall dort, wo man nicht gerade mit mathematischen Methoden arbeitet, muß man gewärtig sein, daß die Begriffe einem Wandel unterworfen sein können. Damit sind freilich keine geheimnisvollen, naturhaft ablaufenden Veränderungen gemeint, sondern Modifikationen, denen jeder Begriff allein schon dann ausgesetzt ist, wenn von ihm Gebrauch gemacht wird. Mit Hilfe von Begriffen werden Fragen, Bitten, Wünsche und Befehle, insbesondere aber Aussagen, und damit auch Erfahrungen und Erkenntnisse ausformuliert und mitteilbar gemacht. Nun wird sich schwerlich ein Begriff finden lassen, der sich auf längere Sicht der Rückwirkung der Inhalte entziehen könnte, die mit seiner Hilfe aussagbar gemacht werden. Es gehört denn auch zu den Existenzbedingungen einer jeden Wissenschaft, daß neue Gedanken immer nur auf der Grundlage von alten Begriffen ausgedrückt werden können. In dem Maße, in dem sich diese Gedanken bewähren, haben sie eine Modifikation eben der Begriffe zur Folge, unter deren Voraussetzung sie zunächst formuliert worden waren. Da sich nun aber die Fundamentalbegriffe der Weltorientierung, wenn überhaupt, nur implizit definieren lassen, sind gerade sie in besonderem Maße der Veränderung durch den Gebrauch ausgesetzt, der von ihnen gemacht wird. Sie bleibt der Kontrolle derer, die mit diesen Begriffen umgehen und sie benutzen, weitgehend entzogen. Denn hier handelt es sich um Modifikationen, die gewöhnlich unterschwellig verlaufen und sich erst dann wahrnehmen lassen, wenn man über einen längeren Zeitraum die Schicksale eines Begriffs überblicken kann. So ist es nicht verwunderlich, daß sich in unterschiedlichen Kulturen und Epochen auch unterschiedliche Krankheitsbegriffe entwickeln konnten. Auch Begriffe haben jedenfalls ihre Geschichte. Außerdem gibt es niemals einen isolierten Begriff. Denn ihre Bedeutung kommt Begriffen niemals in der Weise zu, als wäre sie einer natürlichen Eigenschaft vergleichbar, sondern immer nur im Rahmen eines Begriffssystems. Es wäre aussichtslos, gerade Grundbegriffe abgeschottet von dem Weltverständnis bestimmen zu wollen, in dem sich das Verhältnis der Sprache zur Wirklichkeit im ganzen ausdrückt. Wie kann man nun aber unter solchen Umständen einen Begriff wie den der Krankheit bestimmen und explizieren?

Ein gewitzter Beobachter, der Mephistos Rat befolgt hat, zuerst „collegium logicum“ zu belegen, könnte an dieser Stelle versucht sein, einen überraschend einfachen Lösungsvorschlag einzubringen. Er könnte darauf verweisen, daß sehr viele, wenn nicht die meisten Definitionen Konventionen sind, weil sie im Grunde nur eine Vereinbarung über den Sprachgebrauch repräsentieren. So mag es scheinen, als könnte uns nichts daran hindern, eine entsprechende Vereinbarung auch im Hinblick auf den Begriff der Krankheit, seine Bezeichnung und deren Verwendung vorzuschlagen. In der Tat läßt sich nicht übersehen, daß keine Wissenschaft darauf verzichten kann, von der entsprechenden Befugnis Gebrauch zu machen und Begriffe gemäß den jeweiligen Bedürfnissen konventionell zu definieren. Konventionen stehen indessen diesseits der Alternative von wahr und falsch, weil sie nur auf der Basis von pragmatischen Gesichtspunkten beurteilt werden können. So können sie beispielsweise daraufhin untersucht werden, ob sie sich im Blick auf die Bedingungen, unter denen sie eingeführt worden sind, als zweckmäßig oder als unzweckmäßig erweisen. Trotzdem hilft der Vorschlag nicht weiter, die Aufgabe, den Begriff der Krankheit zu bestimmen, einfach durch den Vorschlag einer konventionellen Definition zu lösen. Denn einmal muß man bei jedem derartigen Vorschlag bestimmte Begriffe undefiniert – oder allenfalls implizit definiert – bereits voraussetzen, wenn man einen logischen Zirkel vermeiden will. Zum anderen aber hat man, zieht man sich auf die Konventionalität von Definitionen zurück, im Grunde nur das eine Problem gegen ein anderes eingetauscht. Zwar ist man der Wahrheitsfrage enthoben, da Konventionen nun einmal einem Raum außerhalb des Bereichs der veritativen Zweiwertigkeit zugeordnet sind. Da sie aber stets im Blick auf bestimmte Ziele vorgeschlagen und abgeschlossen werden, steht man bei ihrer Einführung unter Zweckbindungen, denen man gerecht werden muß. Es sind Bindungen, die von anderer Art, aber nicht weniger streng sind als die Bindungen, die sich bei zweiwertigen Aussagen durch den mit ihnen stets verbundenen Wahrheitsanspruch ergeben. So kann man beispielsweise einen auf einer Konvention basierenden juristischen Krankheitsbegriff einführen, bei dessen Prägung man sich an der Anforderung orientiert, daß dieser Begriff innerhalb einer Rechtsordnung praktikabel sein und Abgrenzungen ermöglichen muß, die so randscharf sind, daß sie jederzeit auf eindeutige Weise Rechte und Pflichten zu begründen erlauben. Ist etwas Ähnliches in bezug auf einen medizinischen Krankheitsbegriff möglich?

Gerade die Anforderungen, denen die Definition eines juristischen Krankheitsbegriffs genügen soll, können einen jedoch darauf aufmerksam machen, daß der Begriff der Krankheit, an dem man sich orientiert, wenn man innerhalb der Welt der Medizin von Krankhaftem spricht, der Randschärfe ermangelt. Für die Welt der Medizin ist die Existenz einer Grauzone charakteristisch, die der Anwendung der zweigliedrigen Alternative gesund/krank Widerstand entgegensetzt. Man kann aus dieser Not eine Tugend machen und diesem Mangel an Randschärfe noch innerhalb des Begriffssystems Rechnung tragen. So hat Rudolf Gross immer wieder dafür plädiert, im Hinblick auf diese Sachlage mit einer dreigliedrigen Alternative zu arbeiten, nämlich mit der Trichotomie pathologisch/fraglich pathologisch/normal. Natürlich versteht sich der Arzt in erster Linie von der Aufgabe her, pathologische Zustände anzugehen und, soweit möglich, zu beseitigen. Gleichwohl ist seine Kunst in besonderem Maße gerade dort gefordert, wo er sich in jenem Mittelbereich bewegt, der sich einer dichotomischen Zuordnung im Sinne der Alternative gesund/krank verweigert und trotzdem stets eindeutige Handlungsentscheidungen fordert. Natürlich gibt es einen weiten Bereich von Zuständen, in denen sich ein Organismus befinden kann, hinsichtlich deren die Anwendung des Krankheitsbegriffs auch dann nicht strittig ist, wenn dieser Begriff nur auf eine vorreflexive, intuitive Weise präsent ist. Problematisch kann seine Anwendung jedoch dort werden, wo man sich in den Grenzbereichen des Pathologischen befindet. Es gibt jedenfalls eine erstaunlich breite Grenzzone von Zuständen, deren Zuordnung zum Bereich des Krankhaften oder zu dem des Gesunden nicht von vornherein eindeutig ist und deshalb einstweilen suspendiert werden muß. Nicht zufällig nimmt etwa das „abwartende Offenlassen" eine zentrale Stellung in dem System der berufstheoretischen Begriffe ein, wie es von Robert Braun im Blick auf die Tätigkeit gerade des Allgemeinarztes erarbeitet worden ist. In allen solchen Fällen wird die Frage dringlich, ob sich Kriterien finden lassen, die eine Entscheidung darüber erlauben, welchen Erscheinungen und Zuständen man einen „Krankheitswert" zusprechen darf. Das betrifft nicht nur die Fälle, die einstweilen noch unklar bleiben. Es geht auch um die Frage, wie Mißbefindlichkeiten beurteilt und behandelt werden sollen; ferner um die Frage, bis zu welcher Grenze man im Blick auf die statistische Verteilung von Lebenserscheinungen noch von Normvarianten sprechen kann, die dann als solche einfach hingenommen werden dürfen. Vor allem aber ist in diesem Zusammenhang die Abgrenzung psychischer Erkrankungen von Belang. Im Laufe der Geschichte ist gerade im Bereich des Psychischen die Grenze des Krankhaften gegenüber den nichtpathologischen schicksalhaften Zuständen und gegenüber den nur eine moralische Beurteilung erfordernden Zuständen immer wieder auf andere Weise gezogen worden.

Man darf schließlich an die alte und auch in unserer Kommission erörterte Frage erinnern, ob dem Altern Krankheitswert zukommt, und ob es demnach als eine Krankheit oder wie eine Krankheit zu behandeln ist. Gerade derartige Fälle machen deutlich, welche Prägekraft von den Begriffen ausgeht, die man aus der lebensweltlichen Erfahrung bereits in die Wissenschaft mitbringt. Zugleich wird hier aber auch klar, wie wenig sinnvoll es ist, die Bestimmung des Begriffs der Krankheit einer wie auch immer motivierten Konvention zu überlassen. Konventionen sind überall dort sinnvoll, wo gestaltendes Handeln ermöglicht, auf Ziele ausgerichtet und koordiniert werden soll. Dergleichen geschieht gewiß auch in der Medizin. Den Anlaß zu einem solchen Handeln bieten jedoch immer Widerfahrnisse, die dem Menschen unabhängig von seinem Willen zustoßen und denen gegenüber er sich in einer passiven Rolle vorfindet. Konventionen finden an Widerfahrnissen viel schwerer einen Ansatzpunkt als an Handlungen und an anderen Aktivitäten, selbst wenn diese nur auf den theoretischen Bereich bezogen bleiben. Jeder Begriff von Krankheit, der in der Medizin praktikabel sein soll, muß jedenfalls ihrem Widerfahrnischarakter und der passiven Rolle dessen gerecht werden, der von ihr befallen wird.

Es waren vor allem die medizinsoziologischen Untersuchungen von Talcott Parsons und seiner Schule, durch die die Mechanismen aufgedeckt worden sind, denen der Umgang mit einem Begriff wie dem der Krankheit oder des Krankheitswertes in der Gesellschaft unterliegt. Im Mittelpunkt der Betrachtung steht die Rolle, die von der jeweiligen Gesellschaft einem Kranken im Hinblick auf seinen Zustand entweder zugewiesen oder zu übernehmen gestattet wird. Der Träger dieser Rolle steht dabei im Schnittpunkt ganz bestimmter Erwartungen, solchen, die er selbst hegen darf, ebenso wie solchen, denen er genügen soll. Es ist eine Rolle, die ihren Träger wegen des mit der Krankheit verbundenen Leidensdrucks von bestimmten Verpflichtungen entlastet und ihm insoweit eine Vorzugsstellung einräumt; diese Vorzugsstellung wird kompensiert durch Verpflichtungen, die dem Träger mit der Übernahme der Krankenrolle auferlegt werden. Es bleibt dann allerdings nicht aus, daß der an der Rolle des Kranken orientierte Krankheitsbegriff seine eigene Dynamik entfaltet. Es sind nämlich die mit der Krankenrolle verbundenen Privilegien und Entlastungen, die auch dann - und gerade dann - die Zuweisung dieser Rolle erstrebenswert erscheinen lassen können, wenn der diese Zuweisung rechtfertigende Leidensdruck ein gewisses Maß nicht überschreitet. So hängt es von der Art ab, wie die Krankenrolle in einem Gemeinwesen ausgestaltet ist, ob durch sie eine Tendenz zur Medikalisierung des individuellen und des sozialen Lebens begünstigt wird. Diese Dynamik vor allem ist es, die auch einem durch die Orientierung an der Krankenrolle geprägten Krankheitsbegriff die Randschärfe verweigert. Soll man sich mit der fehlenden Randschärfe des Krankheitsbegriffs abfinden oder aber weiter nach Wegen suchen, auf denen dieser Mangel behoben oder wenigstens kompensiert werden kann?

Es erscheint sinnvoll, den Begriff der Krankheit einmal unter einem Aspekt zu betrachten, unter dem nicht sein Sachgehalt, sondern sein formaler Status den Gegenstand der Erörterung bildet. Was gemeint ist, kann man sich klarmachen, wenn man die Aufmerksamkeit auf eine in besonderem Maße mit dem Namen Heidelbergs verbundene Tradition richtet. Diese Tradition der anthropologischen Medizin läßt es sich angelegen sein, ihre Intention in erster Linie auf den Kranken zu richten und von Krankheiten erst in zweiter Linie, nämlich nur in bezug auf den individuellen kranken Menschen zu sprechen. „Der Arzt behandelt keine Krankheiten, sondern kranke Menschen" - so lautet die Devise, die die Krankheiten und erst recht den Begriff der Krankheit überhaupt zugunsten des Kranken zwar nicht gänzlich zu entwerten, wohl aber in das Reich der Abstraktionsprodukte zu verweisen scheint. Wer dieser Entgegensetzung unbefangen gegenübertritt, wird freilich Verdacht schöpfen, daß hier auf künstliche Weise getrennt wird, was der Sache nach unauflöslich zusammengehört. Es mag sein, daß in einer Zeit, in der sich die Grundlagenforschung beispielloser Erfolge erfreuen konnte, die Person des kranken individuellen Menschen hie und da einmal übersehen und vernachlässigt zu werden drohte, zwar nicht in der praktischen Medizin, so doch vielleicht gelegentlich in der Forschung. Immerhin hatte unter diesen Bedingungen die Akzentuierung des kranken Menschen im Gegensatz zu den Krankheiten das Verdienst, dem Arzt eingeschärft zu haben, daß die stets einmalige und unverwechselbare Individualität eines jeden Patienten der Bezugspunkt aller seiner Bemühungen bleibt.

Welche Bedeutung hat die Konfrontation von Krankheiten und kranken Menschen aber für die Bestimmung des Krankheitsbegriffs? Die vor allem von der

Heidelberger Schule auf den Begriff gebrachte Entgegensetzung liefert das Material zu einer Fallstudie im Rahmen einer Kontroverse, die in der Geschichte des Denkens und der Ideen über lange Zeiten hinweg geführt wurde und auch bis auf den heutigen Tag noch keinen Abschluß gefunden hat. Es ist eine Kontroverse, deren in der Epoche des Mittelalters geführte Runden unter dem Namen des Universalienstreites rubriziert zu werden pflegen, die aber zu anderen Zeiten in ganz unterschiedlichen Maskierungen, Verkleidungen und Metamorphosen ausgetragen wurde und noch immer ausgetragen wird, ohne daß bislang eine Entscheidung oder eine Befriedung hätte erzielt werden können. Den Gegenstand dieser Kontroverse bildet die Antwort auf die Frage nach dem formalen Status unserer Allgemeinbegriffe, genauer: nach dem Status dessen, worauf sich diese Begriffe als auf ihren Gegenstand richten. Sieht man einmal von allen Kompromißlösungen ab, so geht der Streit um die Alternative, ob unseren Allgemeinbegriffen als ihr Korrelat ein Wirklichkeitsbereich eigener Art und eigener Struktur zugeordnet werden darf oder ob diese Begriffe nur Resultate von Abstraktionsprozessen sind, die durch sprachliche Formulierungen markiert werden, deren Aufgabe sich darauf beschränkt, Schemata bereitzustellen, die einem in der vielfältigen und verwirrenden Fülle der Erscheinungen eine Orientierung durch die Klassifikation dieser Erscheinungen ermöglichen, ohne daß diesen Begriffen jedoch ein gegenständliches Korrelat zugeordnet werden dürfte, da sie sich darin erschöpfen, Träger von Ordnungsfunktionen zu sein. Die Entscheidung in einer so beschaffenen Alternative ist aber verlangt, wo man die Frage erörtert, worauf man sich bezieht, wenn man Aussagen über „die" Krankheit oder auch über eine bestimmte Krankheit, beispielsweise über „die" Gicht macht.

Zum Glück braucht der Arzt nicht auf eine dermaleinst vielleicht doch noch fallende Entscheidung im Universalienstreit zu warten. Er darf dies noch nicht einmal tun. Denn wo im Hier und im Heute gehandelt werden muß, bedarf es pragmatischer Lösungen. Wie es auch um den Status dessen stehen mag, was innerhalb oder außerhalb der Medizin durch Allgemeinbegriffe markiert wird – der Arzt kann sich in jedem Fall an einige simple Tatsachen halten: daran nämlich, daß Krankheitsprozesse typische Muster und regelhafte Verläufe erkennen lassen, daß auf solche Prozesse mit bestimmten Handlungen Einfluß genommen werden kann und daß man als Folge solcher Einflußnahme wiederum regelhafte Verläufe erwarten darf. Die von der Medizin in ihren Dienst gestellten Begriffe müssen diesen Regelmäßigkeiten Rechnung tragen; die Frage nach deren ontologischem Status kann die Medizin dabei getrost auf sich beruhen lassen. Gewiß darf die Individualität des Patienten niemals aus dem Blickfeld des Arztes verdrängt werden. Wie es aber auch um die Einmaligkeit und Unverwechselbarkeit dieser Individualität stehen mag – gerade der Patient muß daran interessiert sein, daß sein jeweiliger Zustand unter allgemeine Kategorien subsumiert und damit letztlich immer als ein „Fall von ..." beurteilt und behandelt werden kann. Sehr schlecht wäre es um ihn bestellt, könnte sich der Arzt bei dem Versuch, seine Situation zu beurteilen und auf sie einzuwirken, nicht an überindividuellen Regelhaftigkeiten orientieren. Ein Patient, der in der Einmaligkeit seiner Individualität gänzlich aufginge, wäre in einer bedauernswerten Situation; ihm wäre schlechterdings nicht zu helfen. Streng genommen könnte man sich noch nicht einmal mit ihm verständigen, da sich auch jede sprachliche Kommunikation im Zauberkreis der Prädikationen und damit der Allgemeinbegriffe abspielt, gleichgültig, ob dabei die Sprache des Alltags oder eine mit konventionell eingeführten Termini durchsetzte Fachsprache verwendet wird.

Wie jede andere Fachdisziplin hat auch die Medizin ein Recht auf ihren Bedürfnissen angepaßte Begriffe, so beispielsweise auf Begriffe von Krankheitseinheiten, aber auch auf Begriffe von Syndromen, von Indikationstypen oder von eine Intervention rechtfertigenden Handlungsanlässen, ohne daß sie sich dieses Recht durch eine vorgängige Reflexion auf den formalen Status dessen erkaufen müßte, was durch diese Begriffe bezeichnet wird. Gerade eine praktische Disziplin von der Art der Medizin verrät ihren Auftrag nicht, wenn sie diese Dinge auf sich beruhen läßt. Sie braucht sich daher auch durch eine mögliche Heterogeneität ihrer Allgemeinbegriffe nicht verwirren zu lassen. Denn es könnte sein, daß sich unter ihren Grundbegriffen sowohl solche befinden, die sich auf objektive Tatsachen der Natur, beispielsweise auf Naturgesetze, aber auch auf gesetzesartige Krankheitseinheiten beziehen, als auch solche Begriffe, denen von vornherein lediglich die technische Funktion zugedacht ist, Ordnung und Übersicht zu ermöglichen und denen deshalb keine wie auch immer geartete objektive Wirklichkeit zu entsprechen braucht. Alle diese Begriffe sind immer nur in dem Maße legitimiert, in dem sie unabhängig von dem formalen Status ihres Korrelats fähig sind, unmittelbar oder mittelbar den Arzt bei der Erfüllung seines Auftrags zu unterstützen, ihm eine zuverlässige Orientierungshilfe zu geben und eine Legitimation seiner Handlungen zu ermöglichen.

Dies alles wurde von der anthropologischen Medizin der Heidelberger Schule auch gar nicht ernstlich in Frage gestellt. Die eigentliche Leistung dieser Schule besteht trotz gelegentlicher programmatischer Extrapolationen aber auch gar nicht darin, die Allgemeinbegriffe der traditionellen Krankheitslehre im Interesse der Person des individuellen Kranken relativiert oder gar entwertet zu haben. Ihr Verdienst besteht vielmehr darin, die Aufmerksamkeit für die Tatsache geschärft zu haben, daß diese Krankheitsbegriffe für sich allein noch nicht ausreichen, um den Zustand und die Situation eines Patienten angemessen zu beurteilen. Denn sie bedürfen der Ergänzung durch eine Begrifflichkeit, die es erlaubt, außerdem auch die Person des Patienten in die Beurteilung einzubeziehen, wie sie sich in seiner psychophysischen Konstitution, in seinem Selbstverständnis und in seiner Lebensgeschichte darstellt. Aber dies zwingt nicht zu einem Verzicht auf Allgemeinbegriffe. Im Gegenteil: Im Verhältnis zur traditionellen Krankheitslehre bedarf es sogar gerade eines Mehr an Begriffen, weil man nur auf diese Weise die Chance hat, auch den in der Person des individuellen Kranken verankerten Faktoren gerecht zu werden. Das geschieht indessen immer nur auf dem Wege über eine Subsumption unter eben diese neuen Begriffe. Das Individuum als solches wird freilich, wie man seit langem weiß, durch kein wie auch immer geartetes Begriffssystem erreicht. Man kann sich ihm durch Ausarbeitung geeigneter Begriffe und Beurteilungskriterien lediglich immer mehr annähern. Auf diesem Weg hat die anthropologische Medizin ohne Zweifel einige

Schritte getan. Aber auch sie konnte bei der Realisierung ihres Ansatzes nicht darauf verzichten, das Individuum unter Allgemeinbegriffe zu subsumieren und deswegen den individuellen Patienten mit Methoden zu behandeln, die durch solche Allgemeinbegriffe reguliert werden.

Welcher formale Status den einzelnen Begriffen aber auch zukommen mag, so bleibt doch immer noch die Frage, welche Bedingungen gegeben sein müssen, wenn ein Begriff als Krankheitsbegriff soll eingestuft werden können. Lassen sich Kriterien finden, die eine Entscheidung darüber ermöglichen, ob und wann ein Zustand, in dem sich ein Organismus befindet, eine Krankheit repräsentiert? Auch eine Orientierung am Universalienstreit verhilft einem nicht zu einer eindeutigen Antwort auf diese Frage. Die in diesem Streit bezogenen Positionen können aber dabei helfen, die Krankheitskonzepte zu ordnen, mit denen die Medizin in ihrer langen Geschichte gearbeitet hat. Hier geht es vor allem um die Alternative, ob der Kern des Wesens einer Krankheit in einer substantiellen, selbständig existierenden Entität zu finden ist, die den Menschen überfallen, aber auch wieder verlassen kann oder ob Krankheiten Prozesse sind, denen keine wie auch immer geartete selbständige Existenz zukommt, weil sie immer nur als Eigenschaften und Bestimmungen an Organismen existieren, deren Lebensäußerungen auf charakteristische Weise modifiziert erscheinen.

Bis in prähistorische Zeiten zurück reichen Vorstellungen, die in der Krankheit ein eigenständiges Wesen sehen, das den Menschen als eine ihnen feindliche, von außen gleichsam einbrechende Macht heimsucht. Dazu mochten ursprünglich auch Vorstellungen von dem Menschen nicht gewogenen dämonischen Fabelwesen gehören. In jedem Fall erscheint die Krankheit hier aber als eine Art Parasit, der auf Kosten seines Wirtes lebt, manchmal freilich auch dessen Untergang bewirkt. Dieses „parasitäre" Krankheitskonzept konnte einen erstaunlich großen Einfluß ausüben, nachdem es erst einmal rationalisiert und damit von allzu grobschlächtigen bildhaften Elementen befreit worden war. Besonders in der Erklärung der Infektionskrankheiten und in ihrer Bekämpfung liegt das Erklärungspotential dieses Konzepts und seine Fruchtbarkeit auf der Hand. Aber auch die mißverständlich so genannte „ontologische" Krankheitskonzeption in der Nachfolge Sydenhams konserviert immer noch einzelne Momente der parasitären Krankheitsauffassung. Freilich bedurfte es gewisser Differenzierungen, um diesem Konzept sein Erklärungspotential auch unter den Bedingungen einer als Wissenschaft betriebenen Medizin zu sichern. Die wichtigste dieser Differenzierungen führt zu einer Unterscheidung, die heute trivial zu sein scheint, nämlich zwischen der Krankheit selbst und ihrer Ursache. Unter der Bedingung dieser Unterscheidung zwingt die Annahme einer parasitären Ursache der Krankheit durchaus nicht zur Annahme einer parasitären Existenzweise der Krankheit selbst. Dem parasitären Krankheitskonzept läßt sich daher mit Hilfe dieser Differenzierung ein Einwirkungskonzept an die Seite stellen. Heute wäre freilich kaum zu befürchten, daß von jemandem eine Krankheit mit ihrem Erreger oder mit ihrer Ursache einfach identifiziert wird. Gerade deshalb vergißt man aber allzu leicht, welchen Fortschritt in den Verständnismöglichkeiten die Differenzierung ermöglichte, die die Krankheit von ihrer Ursache zu unterscheiden erlaubte. Wir wissen heute, daß auch ein Erfolg bei der Suche nach externen Krankheitsursachen die Frage nach dem Wesen einer Krankheit gewiß noch nicht abschließend beantworten kann. Wohl aber kann einen ein derartiger Erfolg auf den Weg bringen, auf dem eine Antwort auf diese Frage vielleicht zu finden ist.

Ist zuerst einmal zwischen der Krankheit selbst und ihrer Ursache unterschieden worden, so können weitere Differenzierungen vorgenommen werden, die an der Krankheitsursache ansetzen. Es ist ein Resultat vielfältiger Erfahrungen, daß das genau eine Ursache genau einer Wirkung paarweise zuordnende monokausale Modell die wirklichen Verhältnisse extrem vereinfacht. Denn Erkrankungen bilden wie viele andere Lebenserscheinungen eines Organismus und deren Ursachen immer nur Knotenpunkte in einem dichten Netz von Verursachungszusammenhängen, die auf vielfältige Weise miteinander verbunden sind. Selbst der Erreger einer Infektionskrankheit, ursprünglich ein Musterbeispiel für monokausales Denken, kann immer nur eine unter mehreren Bedingungen setzen, die beim Ausbruch der entsprechenden Krankheit erfüllt sein müssen. Auf der anderen Seite hat auch der Arzt mit seinem therapeutischen Handeln die Gestaltung der Situation niemals in der Hand. Auch er kann immer nur einzelne Bedingungen setzen, unter denen er den von Natur aus ablaufenden Prozessen eine bestimmte Richtung vorzugeben sucht: „Medicus curat, natura sanat." Das monokausale Erklärungsmodell ist daher in der Medizin aus guten Gründen längst von plurikausalen und von konditionalistischen Modellen abgelöst worden, also von Modellen, die anstatt einer singulären Ursache immer ein Geflecht von Bedingungen ansetzen, Bedingungen, die überdies auf unterschiedliche Weise gewichtet werden können. Zu den Bedingungen, die bei der Entstehung einer Krankheit erfüllt sein müssen, gehören so gut wie immer auch solche, die von außen auf den Organismus einwirken. Diesen externen Bedingungen kommt ein zwar nicht prinzipieller, wohl aber pragmatischer Vorrang zu, und zwar deshalb, weil es die Bekämpfung einer Krankheit immer erfordert, gerade äußere Bedingungen neu zu setzen oder zu modifizieren, unter denen ein unerwünschter, gefährlicher Verlauf umgekehrt, abgeschwächt oder gelindert werden kann. Will man verstehen, warum trotz der Überlegenheit des konditionalistischen Denkens das monokausale Verursachungsmodell über so lange Zeit die Vorstellungswelt der Medizin prägen konnte und sie unterschwellig gelegentlich immer noch beeinflußt, so lassen sich dafür wenigstens zwei Gründe anführen. Einmal entspricht das monokausale Modell einer in der Natur des Menschen offenbar fest verankerten Grundhaltung, die dazu führt, beim Eintritt unerwünschter Ereignisse in der Lebenswelt zunächst nach „dem" Schuldigen zu suchen. Wo Menschen mit ihresgleichen zusammenleben, haben beim Eintritt unerwünschter Ereignisse gerade die Bedingungen exemplarische Bedeutung, die von Menschen durch ein von ihnen zu verantwortendes Handeln gesetzt worden sind. Zum anderen leistet aber auch die in der empirischen Wissenschaft so wichtige Situation des Experiments dem monokausalen Denken Vorschub. Experimente erfüllen die mit ihnen verbundenen Erwartungen gerade dann, wenn es ihnen gelingt, einen einzelnen Strang eines Bedingungsnetzes zu isolieren und unabhängig von anderen derartigen Strängen zu untersuchen. Doch die Situation des Experimentators bleibt eine artifizielle Situation. Von ihrer Art ist weder die Situation der Lebenswirklichkeit noch die des seinem Patienten gegenüberstehenden Arztes.

Die Frage nach dem Krankheitsbegriff, also danach, auf welche Weise krankhafte Zustände von „normalen" Zuständen eines Organismus abgegrenzt werden können, ist damit aber immer noch nicht beantwortet. Bei welchen Folgen der unübersehbar vielgestaltigen Einwirkungen, denen jeder Organismus ständig ausgesetzt ist, kann man von einer Krankheit sprechen? Gewiß ist es eine zentrale Aufgabe der Medizin, die von außen einwirkenden Ursachen und Bedingungen einer Krankheit aufzuklären. Fast noch wichtiger aber ist die Aufklärung der Weise, in der ein Organismus gemäß den sich aus seinem Bauplan ergebenden Gesetzen auf solche Einwirkungen antwortet. Unbeschadet ihrer Auslösung durch äußere oder parasitäre Ursachen bleibt eine jede Krankheit stets ein Lebensvorgang, der sich an einem Organismus gemäß bestimmten Regeln abspielt, außerhalb seiner jedoch keine selbständige Existenz hat. Merkwürdigerweise ist es nun aber eine überschaubare, verhältnismäßig kleine Anzahl von Reaktionsweisen, mit denen der Organismus auf eine unübersehbar große Anzahl von unterschiedlichen, von außen einwirkenden pathogenen Ursachen reagiert. Eben diese Tatsachen begünstigen die Option zugunsten eines funktionell orientierten Krankheitskonzeptes. Es findet den Kern der Krankheit nicht in einer selbständig existierenden Entität, aber auch nicht in einer statischen Struktur des Organismus, sondern in nach bestimmten Regeln ablaufenden Lebensprozessen, die den Zustand des Organismus modifizieren. Das Einwirkungsmodell und das funktionelle Modell der Krankheit setzen im übrigen zwar unterschiedliche Schwerpunkte, doch stehen sie nicht in einem sich gegenseitig ausschließenden Gegensatz. Denn an der Störung von Lebensfunktionen eines Organismus sind in den meisten Fällen äußere Bedingungen beteiligt. Aber sie allein erklären niemals die Reaktionsweise des Organismus. Die Suche nach dem Wesen des Krankhaften muß deshalb in erster Linie diese Reaktionsweisen, also die Veränderung von Funktionen des Organismus ins Auge fassen, aber erst mit einem gewissen Abstand die Gelegenheitsursachen, die zu solchen Reaktionen den Anlaß gegeben haben.

Wir können an dieser Stelle nicht die Vielzahl der Varianten Revue passieren lassen, die bisher im Rahmen des funktionell orientierten Krankheitskonzepts entwickelt worden sind. Wenig hilfreich sind gewiß alle die Varianten, die die Krankheit und das Krankhafte in der Abweichung von einer Norm sehen. Jede derartige Deutung führt zu einer zirkulären Struktur, weil man mit dem Ansatz der Norm und des Normgemäßen bereits vorausgesetzt hat, was man erreichen will. Überdies erzielt man sehr unterschiedliche Ergebnisse, wenn man als Norm entweder einen Idealtypus oder aber einen statistisch ermittelten Durchschnittswert ansetzt. In beiden Fällen hat man sich Folgelasten eingehandelt, weil man die Aufgabe, krankhafte von nicht krankhaften Normabweichungen zu unterscheiden, immer noch vor sich hat. Gewiß kann die Medizin nicht darauf verzichten, sich an Normen des einen oder des anderen Typus zu orientieren. Diese Normen allein liefern aber noch keinen Krankheitsbegriff. Einen Krankheitsbegriff dagegen, der sich an der vielzitierten und mit Recht vielbelächelten Gesundheitsdefinition der WHO orientiert, darf man auf sich beruhen lassen: Ein Zustand vollkommenen körperlichen, seelischen und sozialen Wohlbefindens ist unter den Bedingungen der conditio humana allenfalls als Grenzfall denkbar. Am Kriterium der WHO gemessen würde man in der Welt schwerlich einen Gesunden finden können. Ein an ihm orientierter Krankheitsbegriff würde jedenfalls das ganze menschliche Leben medikalisieren. Kaum ein Mensch könnte in einem Beruf tätig sein, der kein Heilberuf wäre.

Unter allen Varianten des funktionell orientierten Krankheitsverständnisses dürften heute am ehesten die Konzepte Aussicht haben, die Basis eines breiten Konsenses abgeben zu können, die sich an dem Ideal eines Gleichgewichtszustandes ausrichten. Es handelt sich um eine Vorstellung, die leistungsfähig genug ist, auch inhaltlich differierende Konzepte zu integrieren. Angefangen von der in der hippokratischen Medizin entwickelten Idealnorm der ausgewogenen Säftemischung bis hin zum modernen Begriff der Homoiostase hat diese Vorstellung jedenfalls eine ungewöhnliche Lebenskraft bewiesen. Die Homoiostase kann nun aber aus unterschiedlichen Gründen und in unterschiedlichem Ausmaß gestört sein. Doch es ist nicht schon die Störung als solche, die eine Krankheit anzeigt, sondern erst die Unfähigkeit des Organismus, die Störung aufzufangen und den Gleichgewichtszustand aus eigener Kraft wieder einzuregulieren und zu stabilisieren. Eine auf Dauer ernstlich gestörte Homoiostase ist mit dem Leben nicht vereinbar, wenn es nicht wenigstens gelingt, auf einer anderen Ebene einen neuen Gleichgewichtszustand zu etablieren. Will man die Tätigkeit des Arztes unter der Voraussetzung des Homoiostasekonzepts auf den Begriff bringen, so handelt es sich um das Ziel, eine aus dem Lot geratene Homoiostase wiederherzustellen, sei es durch Unterstützung der dem Organismus ohnehin von Natur aus eigenen Kräfte der Regulation und der Regeneration, sei es durch die Stabilisierung eines neuen Gleichgewichts unter veränderten, oft genug auch unter künstlichen Bedingungen. Dazu gehören auch alle Defektheilungen, wie sie nur unter den Bedingungen einer Zivilisation auf Dauer mit dem Leben des Individuums vereinbar sind. Solche Fälle führen ebenso wie Fälle chronischer Erkrankungen hinreichend deutlich vor Augen, wie von der bloßen Natur aus hinter jeder ernsthaften Erkrankung und damit hinter jeder Störung des Gleichgewichts, das der Organismus nicht aus eigener Kraft einzuregulieren fähig ist, der Tod steht.

Der Erfolg, der dem Homoiostasekonzept beschieden war und das in diesem Konzept enthaltene Erklärungspotential sollte einen nicht die Grenzen übersehen lassen, die auch ihm gezogen sind. Die Homoiostase ist gewiß kein statischer Zustand, sondern ein Fließgleichgewicht, das sehr leicht auf Störungen reagiert, aber auch die Fähigkeit hat, eine Gegenregulation vorzunehmen. Aber dem Homoiostasekonzept als solchem läßt sich nicht entnehmen, welcher Grad an Erheblichkeit erreicht sein muß, wenn einer passageren oder einer dauernden Störung des Gleichgewichts Krankheitswert zugesprochen werden soll. Nicht übersehen werden sollte auch, daß das Homoiostasekonzept eine Idealisierung ist, die von allen Entwicklungen absieht, die sich über längere Zeiträume erstrecken. Denn eine Homoiostase ist, sei es von Natur aus, sei es mit ärztlicher Hilfe, immer nur näherungsweise stabil und dies vor allem nur über Zeitspannen hinweg, die hinreichend klein sind im Verhältnis zur gesamten, einem Organismus zugemessenen Lebensspanne. Da nun aber das Leben eines jeden Organismus ohne Ausnahme zeitlich begrenzt ist, kann auf lange Sicht keine Homoiostase von Dauer sein. Das an ihr ausgerichtete Konzept liefert daher zwar Elemente zu einem Krankheitsbegriff, aber noch nicht diesen Begriff selbst.

Will man ein Krankheitskonzept prüfen und auf seine Leistungsfähigkeit hin beurteilen, so wird man gewiß zu untersuchen haben, ob es fähig ist, die von der Wissenschaft in ihrem aktuellen Stand erarbeiteten Ergebnisse zu integrieren. Noch wichtiger wird für diese Beurteilung des Konzepts ein anderer Gesichtspunkt. Denn es geht zugleich um die Frage, inwieweit das Krankheitskonzept auch dem Vorverständnis von Krankheit und Kranksein gerecht werden kann, das man beim Eintritt in die wissenschaftliche Arbeit bereits mitgebracht hat. Dieses Vorverständnis mag durch die Arbeit selbst und durch ihre Resultate fortwährend modifiziert werden. Seine Relevanz sollte aber schon deswegen nicht unterschätzt werden, weil es auch noch hinter den Fragen steht, die diese Arbeit in Gang bringen und die ihr die Richtung vorzeichnen. Gerade vor dem Hintergrund dieses Vorverständnisses ergeben sich jedoch Zweifel, ob es sinnvoll ist, die Prägung eines ausschließlich an der Natur orientierten und ausschließlich auf naturwissenschaftliche Methoden und Resultate gegründeten Krankheitsbegriffs anzustreben. Solche Zweifel erhalten zusätzlich Nahrung, wenn man auch die pathologischen Phänomene in die Betrachtung einbezieht, die das Tierreich und das Pflanzenreich zuhauf bietet. Können sie vom Organismus nicht kurzfristig aufgefangen werden, nimmt die Natur ihren Lauf und führt in aller Regel das Individuum in seinen Untergang.

Die so verstandenen Krankheiten sind in der Tat zunächst einmal Naturprozesse unter anderen Naturprozessen. Eine Analyse dieser Prozesse in ihrer Natürlichkeit allein befähigt einen aber noch lange nicht dazu, dem Umgang gerecht zu werden, den der Mensch von alters her mit der Krankheit pflegt. Dieser Umgang schließt nämlich gerade die Bereitschaft aus, der Natur ihren Lauf zu lassen, wenn der Organismus des menschlichen Körpers ein gestörtes Gleichgewicht nicht mehr aus eigener Kraft wieder einregulieren kann. Es gehört zu den Kennzeichen jeder menschlichen Zivilisation, daß man sich mit dem Verlauf eines von der Natur gegebenen Krankheitsprozesses nicht abfindet, sondern in diesen Prozeß gezielt eingreift, wenn es schon nicht möglich ist, ihn zu verhüten. Der planmäßige, auf Eingriffe zielende und von Normen regulierte Umgang mit der Krankheit ist sogar eine der bedeutsamsten Errungenschaften einer jeden Zivilisation. Nur unter ihren Bedingungen gibt es für den Menschen ein Leben angesichts der Krankheit und sogar in und mit der Krankheit. Außerhalb der Zivilisation sind Krankheiten zumeist passagere Geschehnisse, die in überschaubarer Zeit entweder zur Restitution oder aber zum Tode führen. Auch die Existenz von chronischen Erkrankungen ist deswegen ein zivilisatorisches Phänomen. Gerade sie verweisen auf die Tatsache, daß beim Menschen zu jeder Krankheit auch eine spezifisch humane Dimension gehört. Will man ihr gerecht werden, muß man aber auch der Tatsache Rechnung tragen, daß zu jeder Zivilisation die nicht von der Natur vorgegebene Gestalt des Arztes gehört. Ein praktikabler Krankheitsbegriff muß deswegen auch die ärztliche Dimension der Krankheit umfassen.

Dem trägt beispielsweise ein Krankheitsbegriff Rechnung, wie er von Karl Eduard Rothschuh vorgeschlagen worden ist: „Krank ist der Mensch, der wegen des Verlusts des abgestimmten Zusammenwirkens der physischen oder psychischen oder psychophysischen Funktionsglieder des Organismus subjektiv, klinisch oder sozial hilfsbedürftig wird." Für unsere Überlegungen ist vor allem das Merkmal der Hilfsbedürftigkeit des kranken Menschen von Bedeutung, das in dieser Definition enthalten ist. Dieses Merkmal verweist auf die humane und die soziale Dimension der Krankheit, in der dem Kranken Hilfe allererst geleistet werden kann. Es ist eine Dimension, die in der Lebensrealität des Alltags zu jenen Selbstverständlichkeiten gehört, die man gewöhnlich hinnimmt, ohne sie zum Thema der Reflexion zu machen. Das Merkmal der Hilfsbedürftigkeit mag zunächst wie ein Superadditum aussehen, das die naturwissenschaftlich erhebbaren Basisbestimmungen der Krankheit allenfalls akzidentell modifiziert. Aber dieses vermeintliche Superadditum steht in der Lebenswirklichkeit des kranken Menschen gerade im Zentrum. Wie immer die einer Krankheit zugrunde liegenden Läsionen oder Funktionsstörungen beschaffen sein mögen, wie immer sie entstanden sind – das Interesse des Kranken wie das des Arztes ist in der menschlichen Lebenswelt immer auf die Frage konzentriert, wie auf die Krankheit und auf ihren Verlauf Einfluß genommen werden kann, wie sie sich verhüten, heilen oder lindern, kurz wie sie sich behandeln läßt. Der Krankheit und ihrer Stellung im humanen Zusammenleben der Menschen wird man schwerlich gerecht werden können, wenn man die Behandlungsfähigkeit ebenso wie die Behandlungsbedürftigkeit nicht schon in der Bestimmung ihres Begriffs berücksichtigt. Die als Merkmal in die Definition der Krankheit aufgenommene Hilfsbedürftigkeit des Kranken fordert jedenfalls ein System, zu dessen Aufgaben es gehört, Vorkehrungen zu treffen, durch die Hilfeleistungen und Behandlungen erst ermöglicht werden.

Einem ärztlich orientierten, die humane Dimension integrierenden Krankheitsbegriff wird aus diesen Gründen stets der Status eines Handlungsbegriffs zukommen. Um der Eigenart eines derartigen Begriffs und seiner normativpraktischen Komponenten gerecht werden zu können, muß man eine Differenz ins Spiel bringen, die das gesamte Weltverhältnis des Menschen bestimmt, nämlich die Differenz zwischen Sein und Sollen. Was in jedem Einzelfall der konkreten Lebenswirklichkeit den beiden Gliedern dieser Alternative zuzuordnen ist, kann gewiß in wechselseitigen Beziehungen stehen. Trotzdem lassen sich diese Glieder nicht aufeinander zurückführen. Gewiß wird sich jedes Sollen zunächst immer an dem, was ist, orientieren müssen. Es sind stets bereits existierende Verhältnisse, die die Ansatzpunkte für ein Sollen bilden, das deren Modifikation gebietet. Solche Verhältnisse können daher zugleich die Grenzen aufzeigen, die dem gezogen sind, der auf sie einwirken will. Aber mit einer auch noch so präzisen Analyse dessen, was ist, wird man niemals entdecken können, was sein soll und was nicht sein soll. Eine Krankheit wird aber unter den Bedingungen unserer Lebenswirklichkeit niemals nur als ein natürliches Lebensphänomen betrachtet, sondern immer zugleich als ein Zustand, der nicht sein soll, mithin als ein Zustand, der ein gezieltes Eingreifen nicht lediglich ermöglicht oder erlaubt, sondern geradezu fordert. Wo immer man von Krankheit spricht, erhebt man zumindest implizit den Anspruch, ein derartiges Eingreifen auch legitimieren zu können. Nur ein ärztlich orientierter, normativ-praktischer Krankheitsbegriff kann den Valenzen gerecht werden, die der Krankheit in einer Zivilisation zuwachsen, die für den Umgang mit ihr Institutionen unterhält und Ressourcen bereitstellt. Ein ausschließlich an der Natürlichkeit der einschlägigen Lebensprozesse orientierter Krankheitsbegriff ließe sich dagegen ohne Mühe auch mit einer Einstellung vereinbaren, aufgrund deren ein Kranker sich selbst in derselben Weise überlassen wird, wie in der außermenschlichen Natur kranke Lebewesen ihrem Schicksal überlassen bleiben.

Nur ein Krankheitsbegriff, der diese Dimension einbezieht, entspricht dem Charakter der Medizin als einer praktischen Wissenschaft, also einer Disziplin, deren Ziele sich nicht darin erschöpfen, die Wirklichkeit oder einen Ausschnitt von ihr zu erkennen, weil sie diese Wirklichkeit zugleich im Blick auf bestimmte Ziele gestaltet und diese Gestaltung legitimiert. Es ist diese praktische Abzwekkung, die die Basis der Medizin als Wissenschaft ausmacht. Die nach den Grundsätzen der empirischen Naturwissenschaft betriebene Forschung bildet dagegen nicht den Kern der Medizin, sondern liefert ihr lediglich die wichtigsten Werkzeuge und Hilfsmittel, deren sie bei der Realisierung ihrer Ziele bedarf. Der Charakter der Medizin als einer Wissenschaft wird durch ihre Ziele bestimmt und höchstens in zweiter Linie durch die Mittel, die sie einsetzt, wenn sie diese Ziele zu realisieren unternimmt.

Allerdings kann auch die Einbeziehung der praktischen und der humanen Bezüge nicht dem Mangel an Randschärfe abhelfen, an dem fast alle Krankheitsbegriffe leiden, die bisher vorgeschlagen worden sind. Unterschiedliche Zivilisationen haben, zumal zu unterschiedlichen Zeiten, auch sehr unterschiedliche Sollensnormen für den Umgang mit der Krankheit entwickelt. Derartige Differenzen resultierten zu einem guten Teil freilich auch aus der Verschiedenartigkeit der Einwirkungsmöglichkeiten, die den Ärzten jeweils zur Verfügung standen. Trotzdem enthebt einen das Faktum unterschiedlicher Formen des Umgangs mit der Krankheit nicht der Frage nach deren Rechtfertigung. Sollensforderungen finden nicht schon darin ihre Rechtfertigung, daß sie in einer bestimmten Zivilisation faktisch anerkannt und befolgt werden. So läßt sich auch die Frage, ob das Altern eine Krankheit ist und ob seine Erscheinungsformen Krankheitswert haben, gewiß nicht beantworten, wenn man nicht zugleich die Grundsätze berücksichtigt, an denen sich die jeweilige Zivilisation in ihrer Einstellung zum Alter orientiert. Aber auch diese Grundsätze stehen noch im Einzugsbereich der Legitimationsfrage, der sie sich zu stellen haben.

Man kennt seit langem den Begriff der Zivilisationskrankheit, den man zur Kennzeichnung von pathologischen Zuständen verwendet, die durch die soziale und durch die artifizielle Umwelt, in der der Mensch lebt, verursacht, mitverursacht oder zumindest modifiziert werden. Gerade die moderne, in zunehmendem Maße immer artifizieller werdende Umwelt der wissenschaftlich-technischen Zivilisation bietet dem körperlichen Organismus des Menschen Herausforderungen, denen er, wenn überhaupt, nur mit Hilfe derselben Kräfte gewachsen sein kann, die diese Umwelt hervorgebracht und gestaltet haben. Diese Zivilisation beschert dem Menschen einen Lebensraum, dem sein Organismus von Natur aus gewiß nicht auf optimale Weise angepaßt ist. Durch sie ist aber auch ein Prozeß in Gang gekommen, der sich selbst zu unterhalten und sogar noch zu verstärken scheint und von dem noch niemand vorhersagen kann, wohin er führt. So wächst dieser Zivilisation die Aufgabe zu, die sich aus ihrer eigenen Dynamik ergebenden Folgelasten zu bewältigen und zu regulieren. Das berührt nicht zuletzt auch die Rolle, die man dem Kranken zugesteht und die Regeln, die für den Umgang mit ihm befolgt werden.

Unter den Bedingungen der wissenschaftlich-technischen Zivilisation kann der Mensch nicht umhin, in ständig noch zunehmendem Maße von den Angeboten der Medizin Gebrauch zu machen. Paradigmatisch sind in dieser Hinsicht wiederum die chronischen Erkrankungen. Es gehört zu den Leistungen der Zivilisation, Bedingungen geschaffen zu haben, die es einem Menschen ermöglichen, im Kreis von seinesgleichen auf Dauer auch als Kranker zu leben. Unsere Zivilisation hat in einem in früheren Zeiten gar nicht vorstellbaren Ausmaß Hilfsmittel bereitgestellt, die den Menschen in seinem Bemühen unterstützen, sich in der Welt zu behaupten. Das gilt vor allem auch für die von ihm selbst geschaffene Welt. Sie hat eine Entwicklung angestoßen, die ihm solche Hilfen nicht nur in immer größerer Anzahl anbietet, sondern die ihn zugleich in eine wachsende Abhängigkeit von ihnen einbindet. Der Arzt ist längst nicht mehr nur Helfer in akut bedrohlichen Zuständen, sondern er übernimmt zugleich die Rolle eines Begleiters und eines Ratgebers, der auch für die scheinbar normale Lebensführung schon deswegen zuständig ist, weil sich der Umgang mit den „res non naturales“, wie sie von der alten Medizin genannt wurden, selbst für den gesunden Menschen der gegenwärtigen Zivilisation immer weniger von selbst versteht. Es läßt sich noch nicht absehen, welchen Einfluß diese Entwicklungstendenzen auf die Prägung des Krankheitsbegriffs einer Medizin von morgen nehmen werden.

Damit komme ich zum Schluß. Ich habe zu zeigen versucht, wie der Charakter der Medizin als einer praktischen, also einer am Leitfaden von Normen handelnden Disziplin auch noch im richtig verstandenen Begriff der Krankheit wahrzunehmen ist. Gewiß kann mit diesem Begriff ein Stück Realität beschrieben werden. Er verweist zugleich aber auf die Normen, die diese Realität zu verändern und zu modifizieren gebieten. Es sind Normen, deren Befolgung es einem Patienten oft sogar ermöglichen, mit einer nicht heilbaren Krankheit zu leben. Es ist gerade der in unserer Lebenswelt verankerte Begriff der Krankheit, der diese Bezüge schon enthält. Ein dem Stand der medizinischen Wissenschaft angepaßter Krankheitsbegriff unterscheidet sich davon nicht im Grundsätzlichen, sondern nur in dem Grad seiner Differenzierung und seiner Präzisierung.

Die Pathologie bezeichnet einen der Orte, an denen die theoretischen und die praktischen Valenzen der Medizin auf eine spezifische Weise verflochten sind. Als eine der Grundlagendisziplinen der Medizin kann gewiß, wie es G. Ricker im

Titel seines 1924 erschienenen Buches programmatisch formuliert hat, „Pathologie als Naturwissenschaft“ betrieben werden. Die Medizin kann auf die Erkenntnisse, die ihr von einer so betriebenen Pathologie präsentiert werden, schlechterdings nicht verzichten. Sie sind jedoch für sie letztlich nur Hilfsmittel, von denen sie Gebrauch macht, wenn sie die ihr vorgezeichneten Ziele verfolgt.

Gerade unser Jubilar hat mit gutem Recht immer Wert darauf gelegt, daß sich der Pathologe, der dem Auftrag seines Faches gerecht werden will, nicht nur als Forscher, sondern zugleich auch als Arzt verstehen muß. Denn auch für ihn gilt noch die Verpflichtung der Medizin, die Wirklichkeit, die sie erkennt, zugleich zu gestalten und es nicht hinzunehmen, daß die Lebensprozesse, die wir als Krankheiten zu bezeichnen pflegen, den ihnen von der Natur vorgezeichneten Verlauf nehmen.

## Literatur


Braun RN (1970) Lehrbuch der ärztlichen Allgemeinpraxis. München

Brown WM (1985) On defining “Disease”. The Journal of Medicine and Philosophy. Vol 10:311–328.

Caplan AL, Engelhardt HT, McCartney JJ (eds) (1981) Concepts of Health and Disease: Interdisciplinary Perspectives. Reading Mass

Christian P (1952) Das Personverständnis im modernen medizinischen Denken. Tübingen

Doerr W (1981) Ist Altern eine Krankheit? In: Schipperges H, Neue Beiträge zur Theoretischen Pathologie. Berlin, S 1–18

Doerr W (1983) Altern - Schicksal oder Krankheit? Sitzungsberichte der Heidelberger Akademie der Wissenschaften, Math.-nat.Klasse. Springer, Berlin (u.a.)

Feinstein AR (1967) Clinical Judgment. Baltimore

Gross R (1969) Medizinische Diagnostik. Grundlagen und Praxis. Springer, Berlin, Heidelberg, New York

Gross R (1976) Zur klinischen Dimension der Medizin. Beiträge zu einigen Grundlagen und Grundfragen. Stuttgart

Hartmann F (1973) Ärztliche Anthropologie: das Problem des Menschen in der Medizin der Neuzeit. Bremen

Jansen HH (1980) Krankheitsbegriff. In: Becker V et al. (Hrsg.) Konzepte der Theoretischen Pathologie. Berlin, S 25–44

Jaspers K (1986) Die Idee des Arztes. Arzt und Patient. In: Der Arzt im technischen Zeitalter. München, S 7–38

Krehl L (1929) Krankheitsform und Persönlichkeit. Leipzig

Parsons T (1991) The Social System. 2.ed. Routledge, London

Ricker G (1924) Pathologie als Naturwissenschaft. Relationspathologie. Berlin

Riese W (1953) The Conception of Disease: its History, its Versions and its Nature. New York

Rothschuh KE (1972) Der Krankheitsbegriff - (Was ist Krankheit?) Hippokrates 43: S 3–17

Rothschuh KE (Hrsg) (1975) Was ist Krankheit? Erscheinung, Erklärung, Sinngebung. Darmstadt

Rothschuh KE (1978) Konzepte der Medizin in Vergangenheit und Gegenwart. Stuttgart

Sadegh-Zadeh K (1977) Krankheitsbegriffe und nosologische Systeme. Metamed, Vol 1: 4–42

Schaefer H (1975–1977) Der Krankheitsbegriff. In: Blohmke M et al. (Hrsg) Handbuch der Sozialmedizin, 3 Bde. Stuttgart, S. 15–31
Schipperges H. et al. (Hrsg.) (1978) Krankheit, Heilkunst, Heilung. Freiburg
Siebeck R (1953) Medizin in Bewegung. Klinische Erkenntnisse und ärztliche Aufgabe. 2. Aufl. Stuttgart
Stegmüller W (1974) Glauben, Wissen und Erkennen. Das Universalienproblem einst und jetzt. 3. Aufl. Darmstadt
Weizsäcker V v (1951) Der kranke Mensch. Eine Einführung in die medizinische Anthropologie. Stuttgart
Whitbeck C (1977) Causation in Medicine: The disease entity model. Philosophy of Science, vol 44:619–637
Wieland W (1975) Diagnose – Überlegungen zur Medizintheorie. Berlin
Wieland W (1985) Grundlagen der Krankheitsbetrachtung. In: Gross R (Hrsg) Geistige Grundlagen der Medizin. Berlin, S. 42–55
Wieland W (1986) Strukturwandel der Medizin und ärztliche Ethik. Abhandlungen der Heidelberger Akademie der Wissenschaften, Phil.-hist. Klasse. Jg. 1985. Heidelberg

# Leidwesen Mensch

H. Schriefers

Wir könnten uns diesen Vortrag sparen; denn es gibt ein Kunstwerk, in dem alles zum Ausdruck kommt, was zum Thema „Leidwesen Mensch" überhaupt nur geschrieben worden ist und gesagt werden kann: Edvard Munch „Der Schrei".

Ein Menschenwesen, kein irgendwie als krank oder verwundet identifizierbarer Mensch, ein Menschenwesen schreit, abgrundtief aufgerissenen Mundes, und hält sich die Ohren zu, um das Schreien nicht auch noch hören zu müssen. Schreien ist das einzige Attribut dieser Figur. Der Künstler hat einen Kommentar zu seinem Bild gegeben; auf einige Drucke schrieb er: „Ich fühlte das Geschrei der Natur" [1].

Munchs Blick auf den leidenden Menschen geht offensichtlich nicht vom personifizierten homo patiens der Medizinischen Anthropologie aus, vielmehr von einer Ebene weit unterhalb. Das Bild spricht nur sehr bedingt Mencheneigentümliches an, dafür aber umso mehr eine Art Leidhaftigkeit jedweden Lebens.

Alle Kreatur seufzt, sagt der Apostel Paulus [2] und gibt als Begründung, daß sie der Erlösung harre. Thomas Mann nennt Leben „einen Sündenfall der Materie" [3] und bedeutet damit, daß ihm von seinem tiefsten Grund her etwas anhaftet, dem Begriffe wie Reinheit und Eintracht fremd sind. Schopenhauer beginnt erst gar nicht mit Umschreibungen; er bringt eine knappe Formel: „Alles Leben" ist „wesentlich Leiden" [4].

Der Mensch hat für die Gleichsetzung von Leben und Leiden ein erstaunliches Repertoire umgangssprachlicher Sentenzen parat: Das Leben sitzt ihm im Nacken, es lastete auf seinen Schultern, es ist lauter Sorge, es stellt Fragen um Fragen, es ist ein nie endendes Suchen nach Erleichterung und dennoch: Das einzige, das wir, allem Weh und Ach zum Trotz, mit leidenschaftlicher Hingabe betreiben, ist Leben.

Weshalb aber beklagen wir uns so wortreich über das Leben? Weil wir, so Sigmund Freud, von drei Seiten bedroht sind, „vom eigenen Körper her, der zu Verfall und Auflösung bestimmt" ist, „von der Außenwelt, die mit übermächtigen ... Kräften gegen uns wüten kann", und schließlich kommt viel Leid auch „aus den Beziehungen zu anderen Menschen" [5]. Niemand wird dies in Abrede stellen wollen, und dennoch, eine letztgültige Antwort kann das nicht sein, weil sie bedeutsame Fakten unberücksichtigt läßt, und das sind zum einen die biophysikalischen Gesetze, denen alles Leben unterworfen ist, und das sind zum anderen die Erbgüter und Erblasten, die der Mensch aus seiner besonderen stammesgeschichtlichen Vergangenheit mit sich herumschleppt.

Wie heute über vormals für humanspezifisch gehaltene Neigungen wie etwa Wissensbegier, Streben nach Erfolg und Geltung, Suche nach sozialen Kontakten oder über Potenzen wie Intelligenz und Bewußtsein nicht mehr geredet werden kann und darf, ohne nach den diesbezüglichen, aus der Geschichte des Lebens kommenden Prädispositionen zu fragen, so sollte man, wenn es die Leidwesenhaftigkeit des Menschen zu ergründen gilt, auch hier nach den biologischen Wurzeln suchen.

Natürlich läßt sich die stumme Kreatur nicht mit noch so raffiniert ausgeklügeltem neuropsychologischem Instrumentarium dahingehend auskundschaften, ob sie die Formel „Leben ist Leiden" bestätigen kann. Wir sind somit darauf angewiesen, in den Organismen und in der Biosphäre nach allgemein verbreiteten Beschaffenheiten und Vorgängen zu suchen, die wir Menschen, aufgefordert, sie aus unserer Erfahrung heraus begrifflich zu fassen, nicht zutreffender zur Sprache zu bringen vermögen denn durch Wörter, die im Umfeld solcher Verben wie „leiden" und „erleiden" liegen.

„Ewig klar und spiegelrein und eben
Fließt das zephirleichte Leben
Im Olymp den Seligen dahin" [6].

In der Tat, so möchten wir's gerne, aber es ist nicht so, nicht, weil „ein Fehler gemacht wurde, als wir geschaffen wurden" [7], vielmehr, weil es nach rein wissenschaftlichem Verständnis des Phänomens „Leben" nicht so sein kann, wie wir's ersehnen. Wir wollen hierfür und daß es mit dem Leben allüberall ganz anders zugeht als bei den Seligen, sieben Beweisstücke aus der allgemeinen Biologie vorlegen und prüfen. Möglicherweise werden wir am Ende unserer Ausführungen Leiden als eine im Menschen verwirklichte und zu Wort gekommene Selbstwahrnehmung des Lebens erkennen können.

## 1. Leben ist den Zwängen der Dynamik offener Systeme ausgeliefert

Leben ist schon auf seiner untersten Stufe ein schwieriger Balanceakt, ein „Sein des eigentlich Nicht-sein-Könnenden" [8]. Die Physik der Thermodynamik irreversibler Prozesse fernab vom Gleichgewicht hat dieses Geheimnis gelüftet und dabei auch den grundsätzlich aggressiven Charakter des Lebens ans Licht gebracht. Wie mittlerweile geläufig, sind organismische Strukturen dissipative Strukturen. Ihnen liegen – und das will das Adjektiv „dissipativ" besagen – molekulare Prozesse zugrunde, die um nichts als um ihres bloßen Daseins willen pausenlos Energie verschwenden und dies auf Kosten und zu Lasten ihrer Umwelt. Der Umwelt werden hochwertige Nährstoffe rücksichtslos – anders läßt es sich nicht ausdrücken – entrissen, und sie, die Umwelt, muß es sich gefallen lassen, die minderwertigen Ausscheidungsprodukte aufzunehmen. Alle Organismen sind Umweltausbeuter und Umweltverschmutzer und nicht, wie mancher es sich träumt, auf Bewahrung der Natur bedacht. Auch jeder *Zuwachs* an biologischer Ordnung wird durch Zunahme der Entropie in der Umwelt erkauft.

Daß das Leben im Laufe seiner Geschichte gelernt hat, sich an die vorläufig unversiegbare Energiequelle des Sonnenlichtes anzukoppeln und Stoffkreisläufe der

Abfallnutzung und Ressourcenerneuerung zu entwickeln, ändert nichts am ausbeuterischen, lauter Belastungen stiftenden Grundcharakter des Lebens.

Zu einer lebensbedrohlichen Gefahr wurde das auf Kosten und zu Lasten der Umwelt Leben-Müssen, als der Mensch aus dem Eingebunden-Sein in die natürlichen Kreisläufe der Biospäre ausbrach, als sich sein Lebensstil änderte, die Ansprüche über die Befriedigung der elementaren Bedürfnisse hinausgingen und schließlich ins Ungemessene stiegen. Jeder neue Anspruch verlangt Schaffung neuer Einrichtungen kultureller, wirtschaftlicher und sozialer Art, die, wie die organismischen Gebilde, nur als offene Systeme existieren können. Ein Postamt, eine Polizeistation, auch wenn sie nichts tun als nur da zu sein, verbrauchen Energie und produzieren Müll. Nicht anders als in der Natur haben wir es auch in der Kulturwelt mit ganz und gar die Umwelt bedrückenden, energieverschwendungsbedürftigen, um nicht zu sagen energieverschwendungssüchtigen Organisationsformen zu tun.

Fazit: Ein Grundzug des Lebens ist ein Leidenszug unserer Zivilisation.

## 2. Leben zwischen Sein und Sollen

Die den Organismus in Form dissipativer Strukturen realisierenden Ordnungszustände müssen, um sich funktionell betätigen und auf Veränderungen ihrer Inwelt und Umwelt lebenserhaltend reagieren zu können, regelbare Ordnungszustände sein. Regelbar setzt die Existenz von Regelkreisen voraus, und die treffen wir auf allen Ebenen lebender Systeme.

Im Regelkreis wirkt das Ergebnis eines Prozesses, eines Verhaltens, einer Handlung auf die Ursache zurück: Ein situationsabhängig sich ändernder Ist-Wert wird ohne Unterlaß mit einem dem Regler innewohnenden Soll-Wert verglichen. Das jeweilige Resultat des Vergleiches von Ist-Wert und Soll-Wert verarbeitet der Regler zu Befehlen des Angleichens der Ist-Werte an die Führungsgröße.

Lebende Systeme sind dank solcher Regelmechanismen unabhängig von den ziel-blinden „Wenn-Dann“-Beziehungen linearer Kausalität; sie sind durch Führungsgrößen kontrollierte, also durch Normen im Zaun gehaltene, teleonomische, Ziel ansteuernde Subjekte.

Leben ist, weil nach Regelkreisen organisiert, gleichzusetzen einem permanenten Reflektieren über Sein und Sollen, ist gleichzusetzen einem unablässigen Streben nach dem Ausgleich von Wirklichkeit und Anspruch, gleichgültig, ob es sich um die Anpassung des Energiestatus der Zelle an geforderte Syntheseleistungen, um die Konstanterhaltung der Körpertemperatur, die Stillung von Hunger und Durst, die Suche nach gesellschaftlichem Anschluß oder um das Streben nach Erkenntnissen handelt.

Leben lebt aus Spannungen, die lebenslang ausgehalten werden müssen. Der Mensch erlebt und beschreibt sie als Erwartungen, Sehnsucht, Unerfülltheit und nie endendes Ungenügen, als Versuche, etwas zu erreichen, das nie erreicht werden darf; denn „da, wo die Spannung zwischen Sein und Sollen ausgeregelt ist, ist nichts als Tod“ [9].

Schopenhauer: Das Leiden geht nicht „aus dem Nicht-Haben; sondern erst aus dem Haben-Wollen und doch nicht haben" hervor. Nur unter dieser Bedingung wird „das Nicht-Haben zur Entbehrung" und erzeugt „Schmerz" [10].

## 3. Lebewesen sind dem biologischen Imperativ unterworfen

Leben ist aus noch gewichtigeren Gründen als den bis hierhin dargelegten eine Leiden stiftende Existenz.

Mit dem Auftreten der ersten Lebensformen kam etwas bis dahin nie Dagewesenes in die Welt: der Zweck. Planeten und Sterne, Erde, Feuer, Wasser, Luft, mit einem Wort: Die unbelebte Natur hat keinen Zweck, es sei denn der Mensch stellt sie in seine Dienste. Lebewesen hingegen haben eine innere Finalität. Die ihr spezifisches Organisiertsein tragenden Stoffströme und jede der damit verbundenen Funktionen sind auf ein für alle Organismen gültiges Ziel gerichtet: Auf seinen einfachsten Nenner gebracht, heißt es: Leben und Überleben.

Das Leben- und Überleben-Sollen gipfelt in der Fortpflanzung. Ohne Fortpflanzung, ohne insbesondere sexuelle Reproduktion, also ohne Schaffung vieler genetischer Varianten in jeder neuen Generation kein Substrat für die natürlichen Auslese und damit auch keine Evolution. Jedem Individuum ist, unter dem Druck der natürlichen Auslese, eingeprägt, alle Kräfte zu mobilisieren, auf daß seine Gene in den folgenden Generationen gegenüber den Genen seiner Artgenossen überproportional vertreten sind. Wenn wir den evolutionsbiologischen Begriff „Fitneß" definieren als ein Maß für die Konkurrenz- und Durchsetzungsfähigkeit eines Individuums, seinen Genen in der Population der Artgenossen größtmögliche Verbreitung zu gewährleisten, dann besteht der biologische Imperativ [11], dem jedes Lebewesen zu folgen hat, darin, seine persönliche Fitneß, und allenfalls noch die seiner genetisch nahe Verwandten, zu maximieren. Fitneß-Maximierung exekutiert denn auch jedes Einzelwesen ohne Rücksicht auf alles andere, was da kreucht und fleucht.

Die Schwalbe, der Schmetterling, die Biene – unserem naiven oder gar romantisch getrübten Auge stellen sie sich dar, als ob sie nur spielten. In Wahrheit spielen sie nicht. Ihr Fliegen, Flattern und Summen sind Ausdrücke lebensnotwendiger und lebensgefährlicher Suchaktionen, von doppelter Notwendigkeit diktiert: von der, sich selbst zu erhalten, und von der, ihre Gene bestmöglich zu propagieren. Schwalbe, Schmetterling und Biene haben nicht die goldene Freiheit zu fliegen, sie *müssen* fliegen, bis zum letzten Augenblick. Das alles geht perfekt verschwiegen vor sich, so daß der Eindruck schönster Harmonie waltet.

> „Sprich, wie werd' ich die Sperlinge los?", so sagte der Gärtner:
> „Und die Raupen dazu, ferner das Käfergeschlecht, Maulwurf, Erdfloh, Wespe, die Würmer, das Teufelsgezüchte?"
> „Laß sie nur alle, so frißt einer den anderen auf." 12].

Daß einer den anderen auffrißt, hat, wir wiederholen es noch einmal, zwei Gründe: Selbsterhaltung und Fitneß-Maximierung.

Die Biosphäre: ein hoch wettbewerbsorientiertes System. Kein Tier kann leben, ohne den Tod eines anderen Lebewesens zu verschulden. Wo immer sich Leben niederläßt, verdrängt und vernichtet es anderes Leben. 99,9 % aller Spezies, die im Laufe der Erdgeschichte die Erde bevölkert haben, sind, so die Schätzungen [13], dem Fitneß-Maximierungsrennen bisher zum Opfer gefallen.

Daß der Mensch den Zwängen des biologischen Imperativs entwachsen sei, wird angesichts der Lage, in der sich die Menschheit befindet, keiner behaupten wollen. Nietzsche hat das Leben „tief böse" genannt; „es ist nicht ausgedacht von der Moral; es ist wesentlich Ruchlosigkeit und Ausbeutung" [14].

## 4. Leben unter sozialen Zwängen

Eine phylogenetisch noch junge Wurzel der Leidwesenhaftigkeit des Menschen kommt zum Vorschein, wenn wir uns die Lebensführung der Tiere ansehen, die unzweifelhaft unsere direkten Vorfahren sind. Von den homo sapiens vorausgehenden Primaten haben wir die Eigenschaft ererbt, auf ein Leben in Gemeinschaften derart angewiesen zu sein, daß Entzug von Gemeinschaftlichkeit und Genossenschaft schwere, ja, irreparable psychische Schäden nach sich zieht.

Primatengesellschaften müssen von anderen Tiersozietäten wohl unterschieden werden: In der Gruppe – bei Schimpansen hat sie 30 bis 40 Mitglieder – sind mehrere Generationen vertreten. Die Gruppenzugehörigkeit beruht auf *persönlicher* Bekanntschaft; es kennt ein jeder die Verhaltensweisen des anderen. Man hat im übrigen, was noch viel wichtiger ist, seine Rolle, die, die man spielen *darf* und die, die man spielen muß. Es herrscht nämlich eine strenge Hierarchie, in der das Gruppenmitglied eine bestimmte Rangposition einnimmt. Die aber ist, unter dem Druck des biologischen Imperativs, im Wettbewerb um die Fitneß-Maximierung, permanent umstritten, weshalb es einer beachtlichen Intelligenz bedarf, sich auf der Rangleiter zu behaupten oder gar auf ihr emporzusteigen. Der holländische Primatologe Frans de Waal hat diese besondere Intelligenz der Primaten eine „machiavellistische" genannt [15].

Die Berichte von den Ergebnissen langfristiger Freilandstudien aus den letzten drei Jahrzehnten zum Thema „Sozialverhalten von Primaten" lesen sich denn auch in der Tat so, als wären die Handelnden wir und nicht Schimpansen und Gorillas: Gearbeitet wird in der Gruppe mit allen uns geläufigen Mitteln, mit Drohungen und Einschüchterungen, Schmeicheleien, Unterwürfigkeitsbezeigungen und Betteln um Gunst, mit Klüngelbildungen und raffinierten Täuschungen.

Da schlägt sich einer mit Bananen den Bauch voll, und der, der bettelnd daneben sitzt, kriegt nichts. Es macht der Ranghöhere von seinem Rang rücksichtslos Gebrauch.

Dian Fossey, langjährige Beobachterin der Berggorillas in Ruanda, schildert Begebenheiten, die, nach ihren eigenen Worten, fatal an Familienintrigen und Familieriskandale in amerikanischen Seifenopern erinnern. „It is just too humanlike", resümiert sie [16].

Jane Goodall, in aller Welt bekannt durch ihre genauen Aufzeichnungen über das Verhalten von Schimpansen-Gemeinschaften in Tansania, beschreibt, wie Mike, ein bis dahin von allen gedemütigtes Männchen, eines Tages den Aufstand probt und, einen Rivalen nach dem anderen sich unterwerfend, zum „Diktator" wird. Goliath, sein Vorgänger, widersteht ihm am längsten; aber auch er muß sich ihm in einem „letzten Gefecht" schließlich beugen. Der Prozeß von Mikes „Machtergreifung" zieht sich über mehr als ein Jahr hin. Das Tier ist offenkundig zu jedem Zeitpunkt nicht einer augenblicklichen und schnell wieder vergehenden Laune gefolgt; es wußte, nachdem es den ersten Einschüchterungsversuch erfolgreich abgeschlossen hatte, wie fürderhin vorzugehen sei [17].

Wie betreibt Nunkie, ranghöchstes Tier einer Gorilla-Gruppe, Fitneß-Maximierung? Indem er, bei einem Rencontre mit einer anderen Gruppe, das Weibchen Simba raubt und ihren Säugling umbringt, um eigenen Nachwuchs mit ihr zu haben [18].

Selbst Kriegsführung, eine Gruppe gegen die andere, kennen unsere Nächst-Verwandten. Nicht Turnierkämpfe, wie sonst unter Tieren zu beobachten, spielen sich ab, sondern blutige Gefechte um Territorien und Ressourcen.

So sieht die natürliche Verhaltensausstattung der Primaten aus, und, wenn rührende Züge von Altruismus angetroffen werden, so stehen auch sie im Dienst der Fitneß-Maximierung der eigenen Person und der mit ihr genetisch Verwandten. – Den nichtmenschlichen Primaten ist nichts Menschliche fremd.

Wir müssen heute nicht mehr darüber rätseln, auf welcher Kulturstufe welcher böse Geist uns eingeflüstert haben könnte, die Menschen, nie enden wollendes Leid herraufführend, zu teilen in Zugehörige und Nicht-Zugehörige, in Wir und die Anderen, Freunde und Feinde. Den so häufig beschworenen, mit sich, seinesgleichen und mit der Natur in Harmonie lebenden edlen Wilden mag es in Einzelexemplaren gegeben haben, eines ist sicher: Er gehört nicht zu unseren Stammeltern.

„Wer hat das Muß gesprochen, wer? Was ist das, das in uns hurt, lügt, stiehlt und mordet?" [19]

Lebensführung in Lebensgemeinschaften erfordert, wir sagten es schon, eine hohe Intelligenz. Im komplizierten Flechtwerk der Beziehungen kann nur der bestehen, der gelernt hat, es zu durchschauen und der auf jede Konstellationsänderung entsprechend zu reagieren weiß. Das Sich-behaupten-Müssen im sozialen Gefüge schuf ideale Selektionsbedingungen für die Hirnevolution [20], in deren Gefolge das Ich-Bewußtsein sich ausprägte und mit ihm die verschärfte Profilierung der Individualität und Personalität. Unter diesen Vorzeichen kommt der Egoismus, „eine unversiegbare Quelle des Leidens" [21], zu voller Blüte. Jeder will „Alles für sich, will Alles besitzen, wenigstens beherrschen, und was sich ihm widersetzt, möchte er vernichten" [22].

Mit den Mitteln der Kultur setzt der Mensch sein Erbe fort; noch sind seine Anstrengungen, es unter Kontrolle zu bringen, bei weitem nicht ausreichend. Kein Wunder, daß das Menschengeschlecht nach wie vor „die Natur für ein Fabrikat zu seinem Gebrauch ansieht" [23].

## 5. Das belastende Gedächtnis

Noch ein weiteres aus der Primatenevolution und der Entwicklung der sozialen Intelligenz überkommenes Erbteil ist dem Menschen, obzwar es seine Überlebenskräfte ungemein gefördert hat, gleichzeitig auch zu einer ungemeinen Last geworden: Ich meine sein bewundernswertes Gedächtnis. Das Gedächtnis bietet ihm kraft Fähigkeit, sich Vergangenheit und Zukunft vergegenwärtigen zu können und als Quelle von Gedankenspielen mit Begriffen ein grenzenlos anmutendes Imaginationsvermögen.

Der Mensch erinnert sich. Er *kann* sich erinnern, er *möchte* sich erinnern, er *muß* sich erinnern. Daß er sich erinnern *kann*, ist lebensnotwendig; daß er sich erinnern *möchte*, bringt ihn in fatale Schwierigkeiten; daß er sich erinnern muß, daß er ohnmächtig ist, sich seiner Vergangenheit zu entledigen, gereicht ihm oft genug zur Qual. Das Vergangene und für überwunden Geglaubte lebt weiter.

Dem Tier ist vergönnt, ganz fest in der Gegenwart verankert zu sein. Das Tier leidet am *gegenwärtigen* Hunger, der Mensch jedoch ebenso an dem, den er einmal gehabt hat und an dem, vor dem er sich fürchtet. Das Eichhörnchen legt gemäß fest verdrahtetem Verhaltensprogramm Wintervorräte an; aber es „sieht" den Winter nicht kommen und friert nicht im vorhinein.

„Wir leiden öfter an der Vorstellung als an der Wirklichkeit", sagt Seneca [24]. Unser Vorstellungsvermögen, so großartig seine Überlebensleistungen sind, macht uns obendrein auch noch, ohne daß wir es ändern könnten, zum „Kampfplatz des Konflikts der Motive" [25]. Das Leiden an den unerträglichen Gedanken [26] ist das schwerste. Ungewißheit und Unsicherheit, das Bangen und Fürchten, die bösen Ahnungen, all' das verdanken wir den akrobatischen Leistungen des Hominiden-Gehirns.

Der Mensch hat gehofft, Wissen und Wissenschaft würden ihn auf die Dauer von den unerträglichen Gedanken, von Ungewißheit und Unsicherheit befreien. Keine dieser Erwartungen hat sich erfüllt; die Prophezeiungen gingen an der Evolutionsbiologie vorbei. Je mehr biogenetische und tradigenetische Evolution Bewußtsein und Wissen und mit dem Wissen die Welt der Begriffe erweitert haben, umso mehr Spielmaterial ist dem Menschen zugeflossen, sich alle möglichen Bedrückungen, Plagen und Katastrophen ausdenken zu können.

Erkenntnis macht nicht unbedingt fröhlich. Im Buch „Ekklesiastes" heißt es: „Denn wo viel Weisheit, ist viel Ärger. Wer das Wissen mehrt, der mehrt auch Leid." Derselbe Gedanke, etwas umschweifiger, bei Schopenhauer: „In dem gleichen Maaße ..., wie die Erkenntniß zur Deutlichkeit gelangt, das Bewußtseyn sich steigert, wächst auch die Quaal, welche folglich ihren höchsten Grad im Menschen erreicht, und dort wieder umso mehr, je deutlicher erkennend, je intelligenter der Mensch ist ..." [27].

## 6. Der Mensch als Gefangener des Mesokosmos

Weit entfernt davon, ein *rein* kulturelles, ökonomisches oder gar politisches Phänomen zu sein, hat das Leidwesen des Menschen biologische, naturgeschichtliche Gründe – für diese bisher verfochtene These wollen wir noch ein sechstes Argument zu erwägen geben.

Wenn Leben Leiden ist, dann leidet die „stumme" Kreatur, ob sie das so empfindet oder nicht, ausschließlich unter den Zwängen, die ihr das reine Leben-Müssen auferlegt. Der Mensch leidet darüber hinaus noch unter der Ohnmacht, der Zwänge und Bedrängnisse nicht Herr werden zu können. Das Gefühl der mit Angst gepaarten Ohmacht ist in seiner 10 000jährigen Kulturgeschichte mit jedem Tag, möchte man rückschauend sagen, deutlicher erkennbar geworden und erreicht in unseren Tagen der demographischen und ökologischen Krisensituation einen Höchststand.

Weshalb fällt es dem Menschen so schwer, die Gefahren zu meistern, in die ihn seine biologische Verfassung und in die er sich selbst, seiner Natur blind folgend, gebracht hat? Unsere Antwort: Sein Vermögen, die Gefahren in vollem Umfang und mit all' ihren Konsequenzen zu erkennen, ist von Natur aus eingeschränkt: Wenn überhaupt, dann erfaßt er seine Lage immer nur im Kleinen und ganz auf sich persönlich bezogen, nicht aber, wie es nötig wäre, global und mit Blick auf künftige Generationen.

Die „Evolutionäre Erkenntnistheorie", um die sich der Physiker und Philosoph Gerhard Vollmer [28] nicht hoch genug einzuschätzende Verdienste erworben hat, gibt eine Erklärung für das grundsätzliche Beschränkt-Sein unseres Erkernntnisapparates: Hervorgegangen aus der durch die Evolution erzwungenen Anpassung an die Wirklichkeit hat er, wie jedes andere Organ, primär nur die eine Aufgabe, unserer Lebenssicherung zu dienen und das auf die allereinfachste Weise.

Damit wir in der ungeheuer vielgestaltigen und unüberschaubar ereignisvollen Wirklichkeit nicht verkommen, gebietet uns der Erkenntnisapparat, mit groben Vereinfachugen zu operieren und bringt uns deshalb eine extrem simplifizierte physikalische Welt zur Anschauung. Gerhard Vollmer nennt diese Welt „Mesokosmos", die Welt der moderaten Dimensionen.

Der Mesokosmos ist die zum sicheren Alltagsumgang mit der Welt auf das Lebensnotwendige zugeschnittene kognitive Nische des Menschen mit eindeutig festgelegten Ober- und Untergrenzen der unmittelbaren Anschaulichkeit.

Nichts hat der Erfolg unserer Lebensführung zu tun mit Lichtgeschwindigkeit, Mikrometern und Nanogrammen, mit Sonnenkern- und Weltraumtemperaturen, mit Relativitätstheorie und vierdimensionalem Raum-Zeit-Kontinuum. Was im Unanschaulichen liegt, halten wir für nicht existent.

Aus dem Gefangensein im Mesokosmos resultiert auch unsere Behinderung, die nur unter mächtigem rechnerischen Aufwand und dann auch nur bedingt kalkulierbare Dynamik komplizierter Prozesse in komplizierten Systemen zu durchschauen und uns auf sie, Vorsorge treffend, einzustellen.

Ebensowenig wie aufs Unanschauliche hat uns die Natur aufs nur *bedingt* Vorhersagbare eingestellt. In der nackten Lebensführung sind wir darauf angewiesen, alle Ereignisfolgen so zu interpretieren, als liege ihnen eine lineare „Wenn-Dann“-Beziehung zugrunde. Diese Art von Weltbewältigungsroutine hat sich in der Geschichte der Hominiden großartig bewährt: Sie legte als Resultat der Anpassung an die einfachen Lebensbedingungen unserer Urahnen die Fundamente für vorausschauendes Handeln. Daß wir als Frau und Herr Jedermann immer noch auf diesen Fundamenten stehen und allzu geneigt sind, dort auch, aller wissenschaftlichen Aufklärung zum Trotz, zu verharren, darunter leiden wir zusehends mehr. Wir erliegen immerzu der Versuchung, komplizierte Interaktionen in lineare Kausalketten zu pressen und kultivieren damit den Boden, auf dem unter anderem die kurzsichtigen Schuldzuweisungen in den öffentlichen Auseinandersetzungen üppig wuchern.

In solche Gefahren, unter solchen Leidensdruck kann die „stumme“ Kreatur nicht kommen. Wohl kann sie getäuscht werden, aber sie täuscht sich nicht selbst.

Der Mensch darf sich nicht weiterhin, wie ihm Romantiker einreden möchten, *naturgemäß* verhalten; denn eben das muß er fürchten: sein Verkettet-Sein mit der Natur.

Was ist zu tun? Der Humangenetiker und Anthropologe Christian Vogel gibt eine Antwort: Wir müssen uns lösen „von allen biogenetischen Fitneß-Anweisungen, aus allen bisher so selektionswirksamen Egozentrismen, Sippenegoismen, Nationalismen, Ethnozentrismen, Anthropozentrismen und puren Gegenwartsbezogenheiten“ [29].

## 7. Der zum Tode verurteilte Mensch

Alle Leiden, so tief sie auch biologisch verwurzelt sein mögen, kann der Mensch zu lindern hoffen. Nichts hindert ihn daran, seine die Umwelt ruinierenden Aktionen einzuschränken, das Haben-Wollen zu minimieren, den biologischen Imperativ zu zähmen, seine Gedanken zu klären und zu überwachen und von dem Versuch nicht abzulassen, durch wissenschaftliche Arbeit über den Mesokosmos und das mesokosmische Denken hinauszugelangen. Nur eines ist ihm verwehrt, den Tod zu bannen. An eine Unzahl von Weltgegebenheiten ist „homo sapiens“ angepaßt, ausgenommen die eine, daß das Leben ein Ende hat. Der Tod läuft seinem Urwunsch zuwider, unverändert im Jetzt verweilen zu dürfen, und hierunter leidet der Mensch, seit er sich selbst zu betrachten und zu befragen gelernt hat.

Der Mensch des Maschinenzeitalters mochte sich damit trösten, der Tod beruhe auf einem Konstruktionsfehler, und es müsse der Medizin auf die Dauer gelingen, den Fehler wenigstens partiell zu beheben. Heute kann von Fehlersuche und Fehlerbeseitigung als Mitteln, das Lebensende wenigstens offen zu halten, nicht mehr die Rede sein. Auch wenn alle Krankheiten besiegt würden, wären an Lebenserwartung höchstens noch 14–20 Jahre zu gewinnen [30].

Die Unausweichlichkeit des Todes hat gute Gründe. Er wurde, wahrscheinlich schon mit dem Auftreten der ersten Metazoen, zum festen Bestandteil des Lebens, nicht Tod als Folge von Unfall und Verschleiß, sondern als programmierte Begrenzung der Lebenszeit. Für das Programmiert-Sein haben wir, neben allgemeineren

Hinweisen aus der Vererbungsbiologie, mittlerweile sogar molekularbiologische Indizien, denen zufolge die Lebenszeit ein genetisch fundiertes Merkmal ist wie andere Merkmale auch [z.B. 31, 32].

Was für Gründe könnte es gehabt haben, das ursprünglich immortale Leben mit dem Merkmal „sterblich" auszustatten? Eine der möglichen Antworten geht von folgenden Fakten und Überlegungen aus: Lebende Systeme stellen von sich selbst Kopien her, indem ihre Informationsträger, die Gene, sich reduplizieren. Der Reduplikationsprozeß soll das von den Vorfahren Ererbte exakt und verlustfrei weitergeben, und also muß er möglichst fehlerfrei arbeiten. Ein hoher Grad an Reproduktionsgenauigkeit stellt bei einem anfangs noch sehr wenig Information enthaltenden Genom einen selektiven Vorteil dar, und so konnten sich, bei einigermaßen konstant bleibender Umwelt, Lebewesen mit der kleineren Fehlerrate gegen die mit der größeren Fehlerrate durchsetzen.

Es hat aber der von der natürlichen Auslese geförderte Anstieg der Reproduktionsgenauigkeit auch seine Nachteile: Es sinkt auf die Dauer die Zahl der genetischen Varianten in der Nachkommenschaft, und dies engt den Spielraum der Selektion nach und nach ein. Die Selektion kann aber die Evolution nur dann wirksam vorantreiben, mit jenem Tempo nämlich, das wir aus dem Verlauf der Stammesgeschichte ablesen, wenn sie in jeder Generation aus dem Vollen, sprich: einem großen Variantenreservoir schöpfen kann. Hieraus folgt: Geht die Größe des für den Fortschritt nötigen Angebotes zurück, droht Stagnation.

Heraus aus dieser Sackgasse kam die Evolution durch die Einführung der geschlechtlichen Fortpflanzung: Geschlechtliche Fortpflanzung führt in jeder Generation zu einer exzessiven Durchmischung des Erbgutes und damit zu einer nachgerade ungeheueren Vielfalt an Neukombinationen der Gene: Der Neuheiten schaffende Prozeß Evolution – nun hält ihn nichts mehr auf.

Der Preis für den Fortschritt ist der genetisch einprogrammierte Tod des Individuums [33]. Zum einen verhindert Sterblichkeit, daß unvorteilhafte Mutationen und Gen-Kombiationen durch Rückfluß in den Gen-Pool immer wieder neu ins Spiel kommen, und zum anderen garantiert Sterblichkeit die Gewährleistung der für die Experimente der Evolution unabdingbar notwendigen Generationenfolge. Ist die reproduktive Kapazität des Organismus ausgeschöpft, ist der erste Schritt getan, das Individuum überflüssig zu machen [Disposable soma theory, Übersicht 34].

Alle vorstehenden Überlegungen lassen sich mit der so genannten „Optimality theory" auf einen einfachen Satz bringen: Ausgelesen hat die Evolution die für jede Spezies optimale Lebensgeschichte, die nämlich, die innerhalb der jeweiligen physiologischen Gegebenheiten und innerhalb der von der jeweiligen Umwelt auferlegten Zwänge die größtmögliche Fitneß gewährleistet [Übersicht 35].

Der Tod ist ein Konstitutivum des Lebens. Goethe nennt ihn einen Kunstgriff der Natur, viel Leben zu haben [36]. Zweihundert Jahre später wurde dieser Gedanke evolutionsbiologisch fundamentiert: „Der Tod ist ein kreativer Triumph im evolutionären Spiel" [37].

Daß der Tod keine Lebenspanne ist, dieser Gedanke mag geistig entlastend wirken; ob sich mit ihm Trost finden läßt, kann man bezweifeln. Eines jedoch ist sicher: Wäre der Tod dem Menschen nicht gegenwärtig geworden, er hätte keinen Grund gehabt, über diese Welt hinauszudenken, noch eine Veranlassung, sich Hoffnungen zu machen.

## Der gekränkte Mensch

Erkenntnis macht nicht unbedingt fröhlich, haben wir gesagt, und wollten es so verstanden wissen, daß wissenschaftlich gewonnene Einsichten dem Menschen zur Last werden können. Wissen kann ihn aber auch empfindlich kränken, zumal dann, wenn es ihn, wie in den vorhergehenden Kapiteln, auf seine biologische Mitgift verweist. Solche Verweise degradieren seine auf höchster Selbsteinschätzung beruhende Eigenliebe und machen ihm Positionen streitig, in denen er sich als des Weltgeschehens Ziel, Zweck, Zentrum und Hauptdarsteller definiert.

Von den Entdeckungen der Tiefenpsychologie spricht Freud als von einem „verleugneten Stück Wirklichkeit" [38] und „schwer verpönten psychologischen Wahrheiten" [39] und zeigt damit an, wie sehr es dem Publikum zuwider ist, daß da einer die Herrschaft des Menschen über sich selbst anzweifelt. „Die Kindlein hören es nicht gerne" [40].

Genau so ergeht es zur Zeit der Humanbiologie. Wie der Mensch sich gegen die Auslotung der Tiefen seines Seelenlebens sträubt, so wehrt er sich auch gegen Versuche, ihn aus den Tiefen der Zeit zu erklären. Das Eindringen ins Seelenleben brachte die Entthronung des Ichs, die Vorstöße in die Naturgeschichte haben ihn seiner *Sonderstellung* unter den Lebewesen beraubt.

Das allein schon mag er nicht: zum Studienobjekt der Erfahrungswissenschaften geworden zu sein. Menschliches Verhalten mit den Mitteln des Tier-Menschen-Vergleichs aufzuklären, empfinden nicht wenige als Herabwürdigung. Begriffe wie natürliche Auslese und Fitneß-Maximierung erregen Unbehagen. In der Rekonstruktion der Entwicklung sozialer Intelligenz die tätige Nächstenliebe nicht unterbringen zu können, tut weh. Daß unser Erkenntnisapparat von seiner Entstehungsgeschichte her nicht einem homo sapiens inhärenten Wunsch nach philosophischer und naturwissenschaftlicher Durchdringung der Welt, sondern der platten Überlebenssicherung seine Existenz schuldet, dieser Schuh paßt uns ebenso wenig. Nur mit Widerwillen machen wir uns, vom unschuldigen Menschen der Vorzeit phantasierend, die Funde zu eigen, nach denen die ersten Werkzeuge, statt vornehmlich dem Schutz oder gar der Verschönerung des Lebens zu dienen, überwiegenden Teils zur Perfektionierung der Vernichtung von Leben hergestellt wurden.

„... das vermeintlich ganz Individuelle" ahnt „in dem naiven Dünkel seiner Erst- und Einmaligkeit" nicht, „wie sehr sein Leben ... ein Wandel in tief ausgetretenen Spuren ist" [41]. Ich sehe kein Hindernis, diesen von Thomas Mann als Fazit aus Freuds Lehre vom Unbewußten formulierten Satz auf eine Anthropologie zu übertragen, die ihr Grundwissen aus der Aufklärung der biologischen Herkunft des Menschen bezieht. Wo einer die großartigen Geistesleistungen des Menschen als Zeugen für seine *Sonderstellung* anruft, wird er von Genetik, Neurobiologie, Verhaltensforschung und Soziobiologie gemahnt, sie nicht als voraussetzungsfreie, biologisch unbegründbare, vom Himmel herabgestiegene Einzigartigkeiten und Ausweise seiner kosmischen Bevorzugung zu begreifen.

Manche fragen sich nach wie vor, ob sie es nicht doch lieber mit jenen Damen aus viktorianischer Zeit halten sollen, die da meinten, wenn denn der Mensch schon in greifbar naher Beziehung zu den Affen stehe, so wäre doch tunlichst dafür Sorge zu tragen, daß es sich nicht herumspreche.

Freilich, die Naturwissenschaften machen es dem Menschen schwerer und schwerer, sich aus sich zu bestimmen: Der Weg zu dem, was wir sein möchten oder sein sollten, ist mit kränkenden Einsichten gepflastert. Wenn wir uns hiervon nicht krank machen lassen, haben wir die Chance, umso bescheidener zu werden, je mehr wir Bescheid wissen.

„Wer die Wurzeln des konkreten Menschen nicht mitnimmt auf der Menschheit Höhen, der macht das Publikum nicht sicherer gegen seine eigene Gewalt, er enthebt es nur der Mühe, sie kennenzulernen ... Die Wahrheit ist dem Menschen zumutbar – sogar die über den Menschen“ [42].

## Der Genius als der Gipfel des Leidens

Wir haben eine Art Naturgeschichte des Leidwesens Mensch zu entwickeln versucht. Ein Kapitel, ein unabschließbares Kapitel, fehlt noch. Ich kennzeichne es mit zwei Schopenhauer-Sätzen: Der Mensch, „in welchem der Genius lebt, leidet am meisten“ [27], und – zweiter Satz –, die „höhere intellektuelle Kraft“ macht „für viel größere Leiden empfänglich“ [43].

Dem Dichter ist ein Sensorium für die Leidwesenhaftigkeit von Natur und Mensch gegeben und eine Stimme obendrein, den Leidenszügen treffenden Ausdruck zu verleihen. Typisch der folgende Satz, einer unter unzählbar vielen: „Wie schimmernde Tränen sind die Sterne durch die Nacht gesprengt; es muß ein großer Jammer in dem Auge sein, von dem sie abträufelten“ [44].

In „Dichtung und Wahrheit“ heißt es über den Dichter Lenz: „Man kennt jene Selbstquälerei, welche... gerade die vorzüglichsten Geister beunruhigte. Was gewöhnliche Menschen, die sich nicht selbst beobachten, nur vorübergehend quält, was sie sich aus dem Sinn zu schlagen suchen, das ward von besseren scharf bemerkt, beachtet, in Schriften, Briefen und Tagebüchern aufbewahrt“ [45].

Aber nicht nur dies, daß in der Dichtung das tausendfach angefochtene Leben zur Sprache und Dokumentation kommt, wollen wir festhalten, für ebenso nachdenkenswert halte ich allerdings auch, daß wir ohne die Leidenszüge in der Natur große Literatur nicht hätten.

„Und meine Seele spannte
Weit ihre Flügel aus,
Flog durch die stillen Lande,
Als flöge sie nach Haus.“

Wäre das Leben ein Wolkendasein und hätte es mit nichts zu tun, als nur „des Äthers leichte Lüfte zu trinken“ [6], gäbe es solche Verse nicht.

Thomas Mann ist eine von den Künstlernaturen, die schreiben, weil sie leiden. Die Tagebücher geben eine selten genaue Auskunft hierüber. Manche halten sie für die Kundgebungen eines Neurotikers und finden sich damit auf der Seite derer, die das Leidwesen Mensch zu pathologisieren versucht haben und es mit Begriffen wie Melancholie, Hypochondrie, Neurasthenie und Neurose überzogen [46]. Ich behaupte, Thomas Manns Tagebücher haben keine pathobiographischen Züge, sie sind schlicht die „Projektion eines schwierigen Lebens“ [47], wie sie schärfer nicht sein kann, eines Künstlerlebens mit all seinem seismischen Gespür und seinen Anfechtungen.

Derselbe Thomas Mann liefert aber auch Anweisungen, wie der Mensch das Leiden am Leben-Müssen bestehen kann. „Dauern, Beharren, Fortleben“ [48], heißen sie, „tätige Hoffnung“ [49], „produktionsethische Bravheit“ [50], „Ruhe und Sammlung“, die „regelmäßige und langweilig-dienstliche Führung, die ... eine Arbeit erheischt“ [51].

Was für eine Arbeit? In seiner letzten großen Rede hat er sie, Schiller zitierend, beim Namen genannt: die Arbeit „am stillen Bau besserer Begriffe, reinerer Grundsätze und edlerer Sitten“ [52].

Merkwürdig: Die Evolution hat, ohne daß sie es hätte wollen und wissen können, ein Sorgenkind hervorgebracht, „das Sorgenkind des Lebens“ [53], den Menschen. Er hat gemacht, daß sich alles um ihn dreht. Religion, Philosophie, Rechtswesen, Erfahrungswissenschaften, Literatur und Kunst –, ihr aller Gegenstand ist nicht die Betrachtung oder gar Verherrlichung des Daseins der Seligen; was sie alle umtreibt und von ihm umgetrieben wird, ist das Leidwesen Mensch.

Was ist Leben? „Eine Polarexpedition“, die man „mit Sommerkleidern und Karten der oberitalienischen Seen“ ausgerüstet, nicht besteht [54].

## Literatur

Verwendete Abkürzungen

Scho: Arthur Schopenhauer. Die Welt als Wille und Vorstellung. Diogenes Taschenbuch. Diogenes Verlag, Zürich 1977

I–XIII: Thomas Mann. Gesammelte Werke. Bd. I–XIII. S. Fischer, Frankfurt a. M. 1974

[1] Sarvig O (1965) Edvard Munch. Graphik. Flamberg-Verlag, Zürich Stuttgart
[2] Brief an die Römer, 8, 18–23
[3] Der Zauberberg. III, S 398
[4] Scho, S 389
[5] Freud S (1930) Das Unbehagen in der Kultur, S 106. Fischer Bücherei, Frankfurt aM Hamburg 1954
[6] Schiller, F von (1795) Das Ideal und das Leben
[7] Büchner G (1823) Dantons Tod, S 44. Deutsche-Meister-Verlag, München 1922

[8] l.c. [3], S 384
[9] Beck HW (1972) Weltformel contra Schöpfungsglauben. Theologie und empirische Wissenschaft von einer neuen Wirklichkeitsdeutung. Theologischer Verlag, Zürich
[10] Scho, S 129
[11] Markl H, zitiert nach Vogel Ch u. Voland E (1986) Evolution und Kultur, S 63. In: Immelmann K et al. (eds) Funkkolleg Psychobiologie. Verhalten bei Mensch und Tier. Deutsches Institut für Fernstudien an der Universität Tübingen.
[12] Goethe JW von: Weissagungen des Bakis. In: Staiger E (ed) (1949) J. W. Goethe. Gedichte. Bd. I, S 362. Manesse Bibliothek der Weltliteratur, Zürich
[13] Ramp DM, zitiert nach Nicoll Ch S u. Russel Sh M (1994) The unnatural nature of the animal rights/liberation philosophy. Proc Soc exp Biol and Med 205:269–273
[14] Nietzsche F, zitiert nach: Nietzsches Philosophie im Lichte unserer Erfahrung. IX, S 694
[15] de Waal F, zitiert nach Lethmate J (1992) Vom Affen zum Halbgott. Die Besonderheiten des Menschen, S 38/39. In: Schiefenhövel W et al. (eds.) Funkkolleg. Der Mensch. Anthropologie heute. Deutsches Institut für Fernstudien an der Universität Tübingen.
[16] Fossey D, zitiert nach Mowat F (1987) Woman in the mists. The story of Dian Fossey and the mountain gorillas of Africa, S 314/15. Warner Books, New York
[17] van Lawick-Goodall J (1971) In the shadow of man, S 109–113. William Collins Sons & Co Ltd, Glasgow
[18] l.c. [16], S 206/07
[19] l.c. [7], S 56
[20] Alexander RD, zitiert nach Lethmate J, l.c. [15], S 40
[21] Scho, S 416
[22] Scho, S 414
[23] Scho, S 198
[24] Seneca, zitiert nach Scho, S 376
[25] Scho, S 377
[26] Scho, S 375
[27] Scho, S 388
[28] Vollmer G (1988) Was können wir wissen? Die Natur der Erkennntnis. Vollmer G (1988) Was können wir wissen? Die Erkenntnis der Natur. Hirzel, Stuttgart
[29] Vogel C, zitiert nach Lethmate J, l.c. [15], S 46
[30] Birg H (1993) Der überfüllte Planet, S 9. In: Schiefenhövel et al. (eds) Funkkolleg. Der Mensch. Anthropologie heute. Deutsches Institut für Fernstudien an der Universität Tübingen
[31] Arking R (1987) Successfull selection for increased longevity in Drosophila: Analysis of the survival data and presentation of a hypothesis on the genetic regulation of longevity. Experimental Gerontology 22:199–220
[32] Hartmann C (1988) Les gènes de la mort. La Recherche 16:838–839
[33] Eigen M (1975) Leben. Meyers Enzyklopädisches Lexikon, Bd 14, S 713. Bibliographisches Institut, Mannheim Wien Zürich
[34] Rusting RL (1993) Warum altern wir? Spektr Wiss, Februar, S 60–67
[35] Partridge L, Barton NH (1993) Optimality, mutation and the evolution of ageing. Nature 362:305–311
[36] Goethe JW von (1783) Die Natur. Fragment. Aus dem Tiefurter Journal. Hamburger Ausgabe, Bd 13, S 46. Wegener, Hamburg 1966
[37] Schiefenhövel W, Vogel C, Vollmer G (1992) Von der Wiege bis zur Bahre. Was uns am Menschen interessiert, S 33. In: Schiefenhövel W et al. (eds) l.c. [15]
[38] l.c. [5] S 148

[39] l.c. [5] S 147
[40] l.c. [5] S 159
[41] Freud und die Zukunft (1936) IX, S 493/494
[42] Muschg A (1994) Ungeheuer Mensch. Die Zeit, Nr 43, S 65 u. 66
[43] Scho, S 393
[44] l.c. [7] S 94
[45] Goethe, J W von: Dichtung und Wahrheit. Goethes Werke. Hamburger Ausgabe, Bd 10, S 7. Wegener, Hamburg 1972
[46] Fischer-Homberger E (1970) Hypochondrie bis Neurose: Krankheiten und Zustandsbilder. Huber, Bern Stuttgart Wien
[47] Schriefers H (1992) Projektion eines schwierigen Lebens. Die Tagebücher des Thomas Mann. In: Neuser J, Kriebel R (eds) Projektion. Grenzprobleme zwischen innerer und äußerer Realität. Hohgrefe, Göttingen Toronto Zürich
[48] Sechzehn Jahre. Zur amerikanische Ausgabe von „Joseph und seine Brüder" (1948). XI, S 676
[49] Mann T, zitiert nach: von der Lühe I (1993) Erika Mann. Eine Biographie. Campus, Frankfurt New York
[50] On myself (1966). XIII, S 155
[51] Mann T: Brief an Ernst Bertram 21. II. 1923, zitiert nach Hofmann F (1976) Der Zauberberg, S 122. In: Fix P et al. (eds) Das erzählerische Werk Thomas Manns. Entstehungsgeschichte, Quellen, Wirkung. Aufbau Verlag, Berlin Weimar
[52] Versuch über Schiller. Zum 150. Todestag des Dichters – seinem Andenken in Liebe gewidmet (1956). IX, S 947
[53] Meine Zeit (1950). XI, S 315
[54] l.c. [5], S 176

## Schlußbemerkung

W. Doerr

Der Versuch, auf die Summe der klugen Vorträge und Einzelbemerkungen durch ein *Schlußwort* zu antworten, kann nur tentativ gewagt werden: Es wurde zuviel an „Wahrheiten", aber auch „Anregungen" und marginalen Anmerkungen vorgetragen, als daß es gelingen könnte, in wenigen Minuten

zu danken,
aber auch zusammenzufassen
und prospektive Entwicklungslinien

zu charakterisieren. Ich möchte einige *Haltepunkte* ansprechen: Unser Vorsitzender, *Herr V. Becker*, versteht unter Krankheiten „natürliche Schwierigkeiten"; jede Zeit habe ihren eigenen Krankheitsbegriff; Krankheit sei fehlender Gleichklang zwischen der Natur und uns, also fehlende Anpassung an die Naturgesetze. Die Anthropologie der Krankheiten sei der eigentliche *Verhandlungsgegenstand* der heutigen Sitzung. Herr Becker bezeichnet „viel Gesundheit" als „Glück". Ich möchte ergänzend hinweisen auf Psalm 119, Vers 165 („Großen Frieden haben, die Dein Gesetz lieben und werden nicht straucheln"), und Freund Schipperges hat mir vor Jahren erklärt, daß im alten Judentum „Großer Friede" mit „Schalom" bezeichnet wurde, was dann soviel zu bedeuten habe wie *„volles Wohlbefinden"*. Herr Becker versteht also unter „Gesundheit" etwas sehr Persönliches, ja „Glückhaftes". *Ich* habe einst durch Paul Ernst, einen meiner Vorgänger im Amt, die Aussage empfangen: Morborum causa corpora aliena, morbus corporis reactio!

*Herr Schipperges* hat voll in die Saiten seines sozusagen unerschöpflichen Wissens gegriffen und daran erinnert „tempus est causa corruptionis" *und* daß Krankheit die Folge einer Korrumpierung der Gesundheit darstelle! Wir haben in unseren Verhandlungen zur Theoretischen Pathologie mehrfach von „Pathogenese" (Krankheitsbegriff und Krankheitswesen) gesprochen. Heute will ich nur ergänzend anfügen: Die Grundeigenschaften lebender Systeme sind

Metabolismus,
Selbstreproduktivität und
Mutabilität.

Was die lebendige Masse von der anorganischen Welt unterscheidet, ist die Speicherung von Erfahrungen *und* deren Weitergabe an spätere Generationen durch ein genetisches Programm.

Das Gen ist die Einheit der Vererbung,
das Individuum die Einheit der Selektion,
die biologische Art ist die Einheit der Evolution.

Gen, Individuum und Species repräsentieren die Elemente dessen, was „richtige" Pathologen das „somatische Fatum" nennen. Krankheit kam nicht erst mit dem Menschen auf die Erde, Krankheit schlechthin liegt in der Erwartungsbreite des Lebens. Daß diese oder vergleichbare Gedanken die Pathologie schon lange bewegen, kann man aus dem Briefwechsel zwischen Morgagni und Albrecht von Haller (1745–1768) entnehmen (Hintzsche 1964). Medizin als Wissenschaft entspringt der intellektuellen Redlichkeit, und diese wirkt auf jene zurück!

*Herr Adolf Laufs* hat uns Pathologen seit Jahren geholfen, durch das Gestrüpp der interferierenden gesetzlichen Bestimmungen ohne Beeinträchtigung unserer Bemühungen hindurchzufinden. Ich erinnere dankbar seine große Zeit als Rector magnificus, als er mir die rechtlichen Grenzen des „Qui tacet convenire videtur" - im Zusammenhang mit dem Recht auf Vornahme einer Leichenöffnung - erklärte. Aus den heutigen gedankenreichen Ausführungen entnehme ich, daß es eine definitive juridische Festlegung, was eine Krankheit eigentlich sei, nicht gibt, daß aber das Spektrum sogenannter pathogenetischer Bedingungen durch iatrogene Gefährdung und „Haftungsmaßstäbe" stark verbreitert worden ist.

Meinem Amtsnachfolger, *Herrn H.F. Otto,* möchte ich herzlich danken, daß er anhand einleuchtender Beispiele zeigte, was aus der „Zellularpathologie" Virchows durch imposante Differenzierung dessen geworden ist, was man „Pathologie" der Zelle nennen darf. Wenn Virchows Formulierung „Die Zelle ist ein Lebensherd, sie kann auch ein Krankheitsherd sein!" jemals Gültigkeit besaß, so heute, wo es durch eine Fülle sehr spezieller Techniken gelingt, bis in das Innere der Zellkerne - besonders zu den Chromosomen - vorzustoßen. Wir Pathologen trennen seit jeher Ätiologie und Pathogenese, Letztere aber in eine kausale und formale. Wenn Herr Otto zeigen konnte, daß Ätiologie die „eigentliche", d.h. die „letzte Ursache" einer Krankheit darstellt, die Pathogenese aber der besondere Forschungsgegenstand der morphologischen Pathologie ist, so führte er uns in seinem Referat von der Biotechnik sogenannter formaler Pathogenese („*Wie* sind die Vorgänge beschaffen, die eine definierte pathologische Leistung verrichten") zu den aktuellen hochinteressanten Befunden der gezielten Läsionen der chromosomalen Strukturen. Ja, er konnte sichtbar machen, wo und an welcher Stelle lädierte Zellkerne, d.h. Gene lokalisiert zu sein scheinen. Von hier aus wäre es also künftig nur ein kleiner Schritt zur eigentlichen „Erbpathologie". Das ist wunderbar! Dennoch bleiben Fragen von einiger Wichtigkeit: Die anthropologische Pathologie kennt bestimmt-charakterisierbare Krankheiten, die so und nur beim Menschen vorkommen (Doerr, 1972), etwa der fieberhafte Rheumatismus. Warum dies so ist, wissen wir im Augenblick nicht. Aber die Arbeiten von Herrn Otto lassen uns optimistisch sein.

*Herr Rudolf Gross* hat uns erneut erklärt, daß Krankheiten und Kranke etwas sehr Verschiedenes sind, er hat die dynamischen Systeme der Medizin angesprochen und auf die Nichtlinearität der Naturvorgänge hingewiesen. In dieses „Chaos" seien Inseln der Ordnung eingestreut. Die Chaostheorie erklärt andererseits, weshalb eine scheinbar nur kleine Störung sich aufschaukeln und das Ende deterministischer Voraussagen herbeiführen kann. Derlei zwingt zur Vorsicht bei Prognosen. Krankheit kann als „Erstarrung", d.h. „Aufhören natürlicher Oszillationen" verstanden werden. Herr Gross hat uns verschiedene Beispiele erläutert, bei denen „Periodizität" und „Rhythmusstörungen" auffällig sind, also so etwas wie eine Störung der „Chronobiologie" vorliegt. Beim Menschen nehmen die Organfunktionen jenseits des 25. Lebensjahres ab, die Reserven quoad vitam maximam schrumpfen. Die Wiedererlangung der Homöostase wird (jenseits des 70. Jahres) kritisch. Das kann hinführen zum „Tod ohne Krankheit"! Herr Gross hat uns reich beschenkt und zum Nachdenken angeregt.

*Herr Wolfgang Wieland*, er ist gelernter Arzt *und* Philosoph, hat uns ermahnt, in unserem „Haushalt der Begriffe" für Ordnung zu sorgen. Das wollen wir gern versuchen. Freilich gibt es schwierige Fälle, etwa den des Krankheitsbegriffes in der Psychiatrie. Auch *Herr Schriefers*, der uns durch sein Temperament - am Ende eines anstrengenden Vormittags - beflügelt hat, macht es uns nicht leicht: Die „Leidwesenhafte Wesenhaftigkeit", die um nichts als ihres Daseins willen gleich einem Schrei der Natur begriffen werden kann, bedarf heute der Fitneß-Maximierung, um durchgehalten zu werden. Sic! Ich möchte mit Clausewitz anfügen: „Philosophie und Erfahrung dürfen einander nie verachten, noch ausschließen!" Sie leisten einander gegenseitige Bürgschaft.

Ein Beitrag von Hans *Schaefer* war als Vortrag angemeldet. Er konnte aus äußeren Gründen nicht gehalten werden. Herr Schaefer hatte sich einer Operation zu unterziehen. Ich bin glücklich, daß sich mein verehrter Freund - ich kenne ihn seit 1948 (!) - erholt hat. Seine Geburtstagsgabe ist ein Dokument seines besonderen Verständnisses für Fragen der Allgemeinen Pathogenese, ein zusätzliches Geschenk und deshalb für den Empfänger besonders beglückend.

Ich habe als reich Beschenkter von Herzen zu danken. In meinem ureigenen Fach hat sich vieles geändert. Wir hatten die Arbeitsgruppe „Theoretische Pathologie" gegründet, um auf die geistige Seite der Krankheitsforschung hinzuweisen; wir wollten uns bewußt distanzieren von der monetären Hinentwicklung sogenannter diagnostischer Pathologie. Unsere Welt sollte eine vorwiegend geistige sein. Wir wollten hinweisen auf die Schlüsselstellung, welche die „thematische Ordnung" der leiblichen Phänomene besitzt. Wir halten es mit der Doctrina geminae naturae humanae, d.h. mit der historisch begründbaren Lehre davon, daß der Mensch zwar körperlich ist, aber sich auch selbst gestaltet - il est un création de soi par soi! - Daß bei allem Fragen der Evolution entscheidend sind, daß in deren Konsequenz die Gegebenheiten der Heterochronie für Fragen sogenannter Pathoklise essentiell sind, ist für *uns* selbstverständlich, in weiten Kreisen auch der wissenschaftlich arbeitenden Kollegen nahezu unbekannt. Das Besondere der lebendigen Gestalten ist deren Innerlichkeit. Darunter verstehen wir die Übersetzung der Ergebnisse der morphologischen Forschung aller Dimensionen in die Formensprache einer Sphäre, welche jenseits der visuellen Anschauung liegt. Menschliche Lebensformen scheinen in ihren Grundlagen bestimmt von der *ästhetischen Grundfunktion* der geistigen Haltung.

Mein besonderer Dank gilt Herrn Kollegen Volker Becker, meinem Freund seit 1945; ich danke allen Zuhörern und besonders den Vortragenden. Ich danke und grüße die anwesenden Senioren: Herrn H.E. Bock (90 Jahre), Herrn H. Schaefer (88 Jahre) und Herrn Otto Haxel (85 Jahre). Ich danke Ihnen allen, die Sie geduldig zugehört haben. Ich habe auch der Akademie der Wissenschaften, insbesondere ihrer Geschäftsstelle, als deren eigentlichem Motor Frau C. Leist, zu danken, ohne deren Umsicht, Vorsicht und Nachsicht die heutige Tagung gar nicht hätte zustande kommen können.

# Supplementum

In einem Kriegslazarett, in dem er als Pathologe tätig war, bereitete Wilhelm Doerr seine Habilitation vor. Die umfangreiche Arbeit „Über Mißbildungen des menschlichen Herzens unter besonderer Berücksichtigung von Bulbus und Truncus“ war im März 1942 im Kriegslazarett Bordeaux fertiggestellt, nach Heidelberg geschickt, von den Professoren Schmincke und Kurt Goerttler beurteilt, durch die Fakultät angenommen worden. Sie ist später in Virchows Archiv Bd. 310 (1943) in vollem Umfang veröffentlicht worden. In einem Heimaturlaub von zwei Wochen wurde die Habilitation am 15. Juli 1942 vollzogen.

Man stelle sich das Zusammenspiel von Dekan, Fakultät und dem Fachvertreter, Prof. Dr. Alexander Schmincke, vor, daß alles in zwei Wochen erledigt werden konnte!

Ähnlich verwunderlich ist das Schicksal des Manuskriptes des damaligen Colloquium-Vortrages vor der Fakultät, das über Jahrzehnte auch für den Autor verschollen war. Nachdem der Redetext - nach genau 50 Jahren - aufgefunden wurde, wird er der Veröffentlichung der festlichen Sitzung anläßlich des 80. Geburtstages des Autors als Supplement angefügt - als zeitlicher und geistiger Pfeiler der Entwicklung des Jubilars.

# Über Blutstromwirkung als Gestaltungsfaktor auf Entwicklung und Pathologie von Herz und Gefäßen

W. Doerr

Die Wahl des Themas, die Blutstromwirkung in ihrer gestaltgebenden Kraft für Entwicklung und Pathologie von Herz und Gefäßen zu schildern, erlaubt es, die biologischen Zusammenhänge aufzudecken, wie sie zwischen Entwicklungsmechanik, Anatomie und morphologischer Pathologie bestehen.

Schon eine der ersten Arbeiten von Wilhelm Roux hat sich mit dem Einfluß der Hämodynamik auf die Art der Verzweigungen der Blutgefäße beschäftigt. Roux hat seine Anschauungen in späteren Auseinandersetzungen mit Thoma zu festigen versucht. Über Roux und Thoma hinaus hat Beneke in der Gestaltungskraft des strömenden Blutes den Schlüssel zum Verständnis von Herzbildung und Herzmißbildung sehen zu können geglaubt. Unabhängig davon und in anderer Weise hat Spitzer die Bedeutung der Hämodynamik für die Entwicklung des Wirbeltierherzens aufgefaßt. Seine Lehre hat eine besondere Bedeutung für die Pathologie, nämlich für die Versuche, Mißbildungen des Herzens genetisch zu erklären, gefunden.

Im folgenden sollen zunächst einige entwicklungsmechanische Tatsachen genannt werden: Die Untersuchungen von Roux haben zum Nachweis einer großen Zahl von Einrichtungen geführt, die den Anforderungen der Statik und Mechanik in ähnlicher Weise Genüge leisten, wie die von ihm ja ebenfalls mechanisch gewürdigte Architektur der Knochenspongiosa. Diese Beobachtungen erklärte Roux durch seine Lehre von der *funktionellen Anpassung*. Die Gewebe gewinnen demnach während des Wachstums Strukturen, die der funktionellen Beanspruchung entsprechen, weil die organische Materie erblich die Eigenschaft besitzt, während der Wachstumsperiode auf funktionelle Einflüsse gestaltlich zu reagieren. Zeitlich vor dieser Periode des funktionellen Reizlebens befindet sich jedes Organ in der Periode der selbständigen vererbten Anlagen unter Einwirkung chromosomal bestimmter Faktoren.

Unabhängig von diesen Gesetzen der funktionellen Anpassung hat Richard Thoma die formale Genese der Gestaltveränderungen durch seine Gesetze der Histomechanik zu deuten versucht. Thoma war dabei bemüht, nicht den Nachweis der Anpassungsfähigkeit an die Funktion zu erbringen, sondern die nach Maß und Gewicht bestimmbaren Eigenschaften der Materie mathematisch festzustellen, welche die Formung der Organismen bedingt. Dabei sollte es ganz gleichgültig sein, ob die Formgebungen zweckmäßig oder unzweckmäßig oder ob die Organismen alt oder jung wären. Im Ausbau dieser Gedankengänge wurden vier histomechanische Gesetze aufgestellt, die die Beziehungen zwischen Blutstromgeschwindigkeit, Gefäßweite, Wanddicke und Blutdruck klarlegen sollten. Daraus erhellt die Wichtigkeit der Thomaschen Histomechanik für unser

Thema. Auf die Einzelheiten kann verzichtet werden; es mag genügen, daß die von Thoma aufgestellten Gesetze nicht in allen Punkten aufrechterhalten, andererseits aber auch bis heute im wesentlichen nicht entkräftet werden konnten.

Im folgenden wende ich mich zur *Entwicklung* des Gefäßsystems in seiner Abhängigkeit von hydromechanischen Verhältnissen: In der Stammesgeschichte entstehen bei allen Amnioten die ersten Blutgefäße außerhalb der Embryonalanlagen auf dem sogenannten Dottersack im Mesoderm. Es treten hier Zellhaufen und -stränge auf, die bald ein Netzwerk bilden. Die weitere Gefäßentwicklung beinhaltet ein interessantes entwicklungsmechanisches Problem: Wenn nämlich durch die vererbte Entstehungsregel im Organismus Art und Ort des einzelnen Gefäßes vorgeschrieben ist, so besteht in den Einzelheiten der Lagerung und der Astfolge doch eine sehr große Variabilität. Es ist daher wenig wahrscheinlich, daß der einzelne örtlich und der Art des Gefäßes nach bestimmte Fall in der ererbten Entstehungsregel vorgesehen ist. Das Endothel übernimmt bei der Gefäßausbildung die Führung und stellt das Mesenchym in seinen Dienst. Bei dem weiteren Ausbau der Gefäßwand wirkt die Belastung durch das in ihm strömende Blut entscheidend mit. Nach Beneke darf man annehmen, daß in dem von den einzelnen Organanlagen erhobenen Blutstromverbrauch, also in der Blutanforderung, genauer gesagt in der Saugkraft der Organe, das primum movens aller Zirkulationsphänomene liegt. Die Stärke des Blutstroms hängt also von der Anziehung und Abstoßung seitens der Gewebe quantitativ ab, die eigentliche Herztätigkeit soll nurmehr in der geregelten Unterstützung des Kreislaufs gelegen sein.

In der Stammesgeschichte ist die Entstehung des Herzens nur als Teilerscheinung eines allgemeinen Umbaus der Gefäßsysteme zu verstehen. Sobald die paarige Herzanlage unpaar geworden ist, gewinnt die Blutstromwirkung den maßgeblichen Einfluß auf die Formgestaltung des Herzens.

Vor etwa 20 Jahren hat Alexander Spitzer als erster den Versuch unternommen, die Bedeutung der Hämodynamik für den Mechanismus der Zweiteilung des Wirbeltierherzens in eingehenderer Weise herauszuarbeiten. Es handelt sich dabei um den Entwurf eines Bildes von dem phylogenetischen Prozeß der Herzseptierung; er beinhaltet folgendes:

Die Entwicklung der Lungenatmung ist die Ursache der Trennung von Lungen- und Körperblutbahn. Die Verwirklichung dieses Zieles erfolgt durch die Scheidewandbildung. Die mechanischen Kräfte, die hierbei wirksam werden, sind Seiten-, Längsdruck und Pulswellenanstoß der durch das Herzrohr getriebenen Blutsäule. Das Material für die durch diese Kräfte durchgeführte Scheidewandbildung sind die Trennungskeile zwischen Aorta und Pulmonalis einerseits sowie Lungenvenen und Hohlvenen andererseits, weiter die primär gegebenen endokardialen Wülste oder Kissen. Die mit der stammesgeschichtlichen Zunahme der Lungenatmung Hand in Hand gehende Vermehrung der Durchblutung des Herzrohres ruft dessen Ausweitung und Längsspannung und dadurch das Auftreten von Spannungsfalten hervor. Trennungskeile, Endokardkissen und Spannungsfalten stellen den modellierbaren Baustoff für die hier angreifende Blutströmung dar. Da das Herzrohr zur Schleife umgelegt und aus hier nicht zur

Rede stehenden Gründen am arteriellen Ende verdreht wird, trifft der Blutstrom unter verschieden großen Winkeln auf den Baustoff auf, zerrt an ihm und versucht so ein Wachstum, das über einen komplizierten Entwicklungsgang zur Ausbildung der Herzscheidewände führt.

Anders die Darstellung von Beneke: Der Grundgedanke dieser Darstellung ist, daß der durch das primitive Herzrohr hindurchgetriebene Blutstrom nach Passage der physiologischen Engpässe von seinen Randteilen ausgehende rückläufige Wirbel bildet, die zeitlich nach jeder Systole entstehen sollen. Da diese Strömungsverhältnisse den Tatsachen entsprechen, daß also wirkliche rückläufige Randwirbel entstehen, ist experimentell, sowohl im Modellversuch, als auch am Tier vor dem Röntgenschirm bewiesen. Mit Beneke darf man annehmen, daß das an den natürlichen Engen des Herzschlauchs gelegene endokardiale Baumaterial von der Zugwirkung der Wirbeloberfläche erfaßt worden ist und eine wachstumsbefördernde ansaugende Zerrung erfahren hat. Für die Semilunarklappen läßt sich danach mit großer Wahrscheinlichkeit dartun, daß sie durch das Auswachsen der Intima um den Randkontur der rückläufigen Blutwirbel entstehen.

Indem aber jedesmal infolge der paarigen Herzanlage mindestens zwei Wirbel entstehen, entstehen zugleich zwei Blutströme und zwischen ihnen *seitendruckfreie* Stellen, die von dem anliegenden Herzwandgewebe ausgefüllt werden müssen. So bildet sich aus dem zunächst einfachen Herzkanal ein doppelter, bei dem Vorhöfe, Kammern und Schlagadern durch Septenbildung an seitendruckfreien Stellen voneinander getrennt werden.

Nachdem so die Bedeutung des Blutstromes für die Entwicklung angedeutet worden ist, soll in Kürze einiger ebenfalls strömungsbedingter Besonderheiten im *Wandbau der Gefäße* und Herzklappen gedacht werden:

Durch die Pulswellendehnung erfahren die verschiedenen Schichten der Arterienwand eine verschieden starke Belastung. Es kommt dadurch zu Spannungsdifferenzen zwischen einzelnen Wandschichten und dadurch zur Bildung elastischer Membranen, also zur Entstehung der *Membrana elastica interna.* – Bei Arterien in *Amputationsstümpfen* aber, bei denen eine durch starke Intimawucherung verdickte Gefäßwand als für den Blutstrom homogen zu bezeichnen ist, wird eine Elastica nicht an die Grenze einzelner Wandschichten, sondern dicht unter dem Endothel angelegt.

Eine besondere Aufmerksamkeit verdienen die *Verzweigungen* der Arterien. Die Äste, die von einem Hauptstamm seitlich abgegeben werden, besitzen unabhängig von der späteren Verlaufsrichtung einen bestimmten Abgangswinkel und eine konisch verjüngte kegelähnliche Form. Läßt man Wasser durch ein zylindrisches Rohr fließen und einen Strahl aus einem seitlichen Loch herausspringen, so zeigt er die gleiche Richtung und Verjüngung wie der Ursprungskegel in der Arterie. Jeweils dicht am Ursprungskegel eines Astes ist die lichte Weite des Arterienstammes vergrößert. Man spricht seit Roux vom *Einlaufkontur* des Seitenastes. Es handelt sich also darum, daß die Arterienwand, soweit es die äußeren Verhältnisse gestatten, nicht oder nur möglichst wenig von den Flüssigkeitsstrahlen angestoßen wird. Sie ist also hydraulischen Kräften vollständig angepaßt. – Und noch eine weitere Besonderheit bieten die Teilungsstellen der Arterien, besonders der vom muskulären Typ: Die Wandmuskulatur geht hier in eine wie eine Schlinge aussehende Schleife über, die sogenannte *Stammschleife*. Ihre Zügel sind stromaufwärts gerichtet offen. Senkrecht auf ihr stehen weitere Muskelbündel, die sogenannten *Zweigschleifen*. Die Schleifen stellen eine besondere Anpassung der Gefäßwand an besondere Belastungsverhältnisse dar.

Eine Betrachtung über Besonderheiten an den *Semilunarklappen* möge zur *Pathologie* hinüberleiten: Praktisch wichtig ist, daß die Raumverhältnisse mancher Blutwirbel zur knollig-knotigen Verdickung der Klappen Anlaß geben können, so daß das Bild einer chronischen Endocarditis vorgetäuscht werden kann. Begreiflicherweise finden sich solche Verdickungen der Herzklappen besonders häufig an mißgebildeten Herzen und sind in sehr vielen Fällen irrtümlicherweise als fetale Entzündungsfolgen gedeutet worden. Daß andererseits die Schlußleisten der Klappen als Stellen stärkster mechanischer Beanspruchung Schauplatz echter Herzklappenentzündung sein können, ist ja bekannt. Sei es, daß der Blutstrom infektiöse Schädigungen einwalkt, sei es, daß das mechanisch besonders beanspruchte Gewebe eine örtliche Anfälligkeit auch etwa im Sinne der Allergie besitzt, echte Entzündungen sind in ihrer Lokalisation ebenfalls von der Blutströmung abhängig.

Zum Schluß wenden wir uns einigen *Gefäßkrankheiten* zu und betrachten auch sie in ihrer Abhängigkeit von hämodynamischen Faktoren. Wenn man annimmt, daß die Blutsäule unserer Gefäße aus mehreren und voneinander einigermaßen unabhängigen, jeweils für die einzelnen Organe bestimmten Stromfäden besteht, dann wird die Lokalisation z.B. der *Intimaverfettung* an manchen Gefäßen besonders veständlich. So zeigt die Innenhaut der Carotis communis in vielen Fällen vom Ursprung der Carotis externa an herzwärts einen 5 bis 6 cm langen gelben Verfettungsstreifen, der nach Lage und Weite allein der Carotis externa entsprechen kann. Niemals zeigt die der Carotis interna entsprechende Strecke der Innenhaut der Communis die gleichen Veränderungen. Die Erklärung ist darin zu sehen, daß das Tonusspiel der Gesichtsschlagadern, die ja zum Verzweigungsgebiet der Carotis externa gehören, dem vom Herzen vorgetriebenen und für die Externa bestimmten Stromfaden besondere Spannungen und Seitendrucke verleiht. Die erhöhte Wandspannung vermag dann bei geeignet hohem Blutcholesteringehalt die Verfettung zu begünstigen.

Die *Arteriosklerose* als eine fast sprichtwörtlich gewordene Abnutzungskrankheit kann hier nicht unerwähnt bleiben. Gerade die Thomaschen Vorstellungen über die Schwächung der mittleren Gefäßwandschichten, also die *Angiomalazie* im engeren Sinne, stellen die hydraulischen Verhältnisse besonders klar heraus. Durch Angiomalazie soll es zur Gefäßerweiterung, dadurch zur Blutstromverlangsamung und endlich zur Innenhautwucherung kommen. Die Intimaverdikkung stellt dann das Substrat für die bekannten regressiven Veränderungen bei der Atherosklerose dar. – Bekannt ist weiter die Doppelreihe der arteriosklerotisch veränderten Ursprungskegel der interkostalen und lumbalen Aortenäste, die Lokalisation der Sklerose an den Armschlagadern bei Hand- und an den Beinarterien bei Feldarbeitern, als Erkrankung und Abnutzung an den Stellen stärkster mechanischer Beanspruchung.

Die Zahl der Beispiele könnte beliebig vermehrt werden. Ob man die Thomasche Nabelblutbahn oder die fast physiologische Querstreifung der Aortenintima, die Brandungs- oder Rückstaubrandungslinie, die Lokalisation der Syphilis in der Brustaorta oder aber die Frage nach der Lokalisation der Spontanrupturen herausgreifen will, immer ist es die Gestaltungskraft des strömenden Blutes, die einen außerordentlichen Formenreichtum vorzuführen vermag.

Die Blutstromwirkung als Gestaltungsfaktor stellt somit ein bedeutsames Moment für normale und anomale Entwicklung unseres Gefäßsystemes dar.

Ich habe zu zeigen versucht, daß sie geeignet ist, eine Vielheit von Reaktionen als durch die physikalischen Wechselbeziehungen zwischen Gefäßwand und Blut entstanden zu erklären.

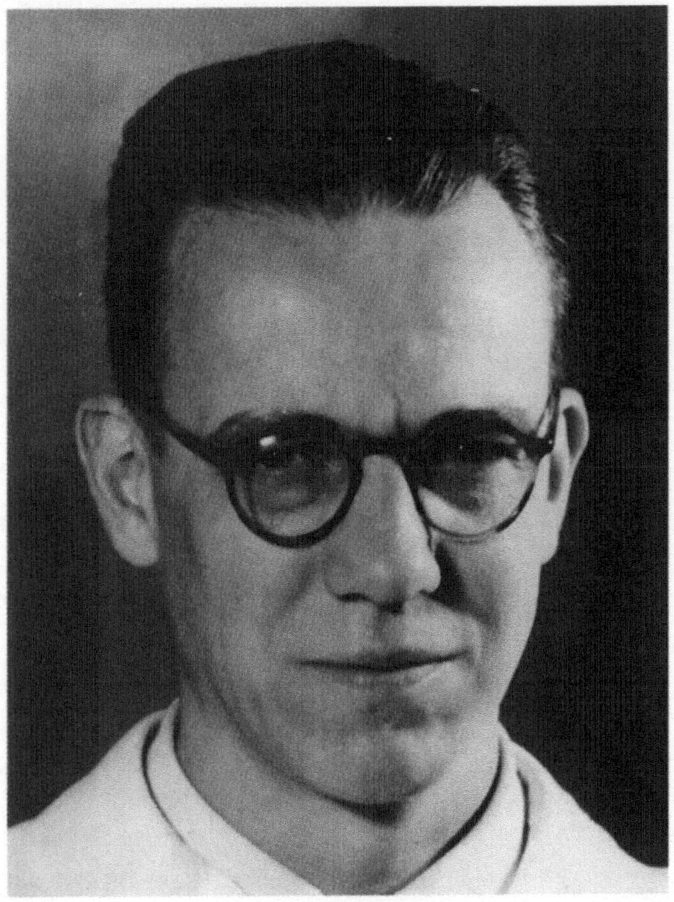

Priv.-Doz. Dr. W. Doerr (WS 1945/46)

---

*Anm.:* Es folgte eine, wie mir schien, längere Beratung der Fakultät, während welcher ich gebeten worden war, mich auf dem Vorplatz abrufbereit zu halten. Nach einigen Minuten rief mich der Fakultätspedell Weiss mit freundlichem Gesicht herein: Der damals amtierende Dekan, Professor Achelis, eröffnete mir, daß die Fakultät beschlossen habe, mir den Grad des Dr. med. habil. zu verleihen.